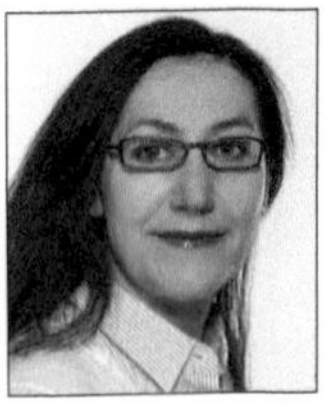

Beate Kettemann, Dipl.-Psych., Psychologische Psychotherapeutin für Erwachsene, Kinder und Jugendliche. Sie ist im klinischen und lehrtherapeutischen Bereich der Kinder- und Jugendlichen-Psychotherapie-Ambulanz (KJ-PAM) der Philipps-Universität Marburg tätig, mit Schwerpunkt auf der ADHS-Spezialambulanz für Diagnostik und Gruppenpsychotherapie für adulte ADHS-Erkrankte und Jugendliche. Sie verfügt über langjährige Erfahrung in der Beratung von Familien mit psychisch erkrankten Eltern und war maßgeblich beteiligt an der Entwicklung, Implementierung sowie Evaluation des Präventionsprogramms »YourCoach«.

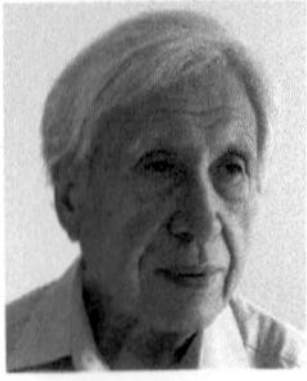

Prof. Dr. Bernd Röhrle, Professur für Klinische Psychologie und Psychotherapie, berentet, ehemals an der Phillipps Universität Marburg beschäftigt. Verhaltens- und Gesprächspsychotherapeut, Supervisor. Interessenschwerpunkt: Prävention psychischer Störungen.

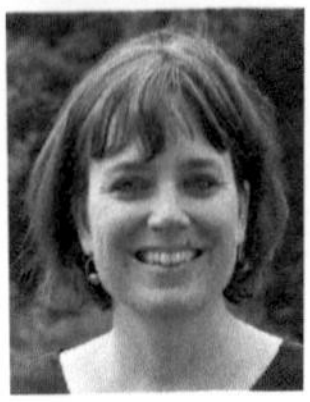

Prof. Dr. Hanna Christiansen, Professur für Klinische Kinder- und Jugendpsychologie an der Phillipps Universität Marburg. Sie leitet das dortige Institut für Kinder- und Jugendlichen-Psychotherapie-Ausbildung sowie die Kinder- und Jugendlichen-Psychotherapie-Ambulanz. Prof. Christansen ist approbierte psychologische Psychotherapeutin und zertifizierte Supervisorin für Verhaltenstherapie.

Online-Material auf psychotherapie.tools

Mit dem untenstehenden Freischalt-Code erhalten Sie die digitalen Arbeitsmaterialien aus diesem Buch. Hierfür ist eine Registrierung auf psychotherapie.tools notwendig:

1. psychotherapie.tools/online-material öffnen.
2. Freischalt-Code eingeben.
3. Auf »Freischalt-Code einlösen« klicken. Der Code ist einmal gültig.
4. Im Warenkorb auf »Credits einlösen« klicken und Vorgang nach Login abschließen.
5. Arbeitsmaterialien nutzen.

Die Arbeitsmaterialien stehen Ihnen in Ihrem Kundenkonto unter »Mein Material« dauerhaft zur Verfügung. Sie sind für Ihren persönlichen Gebrauch bestimmt.
Als Institution mit mehreren Nutzer:innen wenden Sie sich bitte an vertrieb-psychotherapie.tools@beltz.de

MBMXTN9KWD

Kettemann • Röhrle • Christiansen

Resilienz bei Jugendlichen mit psychisch kranken Eltern

Beate Kettemann • Bernd Röhrle • Hanna Christiansen

Resilienz bei Jugendlichen mit psychisch kranken Eltern

Präventionsprogramm zur Stärkung der psychischen Gesundheit

Mit Online-Material

BELTZ

Dipl.-Psych. Beate Kettemann
Philipps Universität Marburg
FB 04 Psychologie
Gutenbergstr. 18
35037 Marburg
E-Mail: beate.kettemann@uni-marburg.de

Prof. Dr. Bernd Röhrle
roehrle@staff.uni-marburg.de

Prof. Dr. Hanna Christiansen
Philipps Universität Marburg
FB 04 Psychologie
Gutenbergstr. 18
35037 Marburg
E-Mail: christih@staff.uni-marburg.de

MIX
Papier | Fördert gute Waldnutzung
FSC® C089473

Dieses Buch ist erhältlich als:
ISBN 978-3-621-28954-2 Print
ISBN 978-3-621-28961-0 E-Book (PDF)

1. Auflage 2024

Lektorat: Dagmar Kühnle Zerpa
Umschlagbild: ©Getty Images, finwal
Bildnachweis: ©Getty Images, AB 21: LisLud, satoru takahashi, AB 9: pworld, INFO 9: Pikovit44
Herstellung: Sonja Droste
Satz: WMTP Wendt-Media Text-Processing GmbH, Birkenau
Gesamtherstellung: Beltz Grafische Betriebe, Bad Langensalza
Beltz Grafische Betriebe ist ein Unternehmen mit finanziellem Klimabeitrag (ID 15985-2104-100).
Printed in Germany

Weitere Informationen zu unseren Autor:innen und Titeln finden Sie unter: www.beltz.de

Inhaltsübersicht

Inhalt

Vorwort

Kinder psychisch erkrankter Eltern erhielten in den letzten Jahren in der Forschung verstärkte Aufmerksamkeit. Dabei wuchs das Wissen über mögliche Belastungen bei Kindern, die in einer Familie mit einem psychisch erkrankten Elternteil leben, und trug zu einem vertiefenden Verständnis der Situation der Kinder bei. In Folge wurden teilweise bestehende Interventionsmaßnahmen adaptiert, modifiziert oder entwickelt, jedoch selten – zumindest in Deutschland – evaluiert. Forschungsergebnisse zeigen übereinstimmend, dass das Belastungserleben der Kinder vielfältig und weitreichend sein kann. Kinder können Ängste entwickeln oder Verunsicherungen erleben, die sie in ihrer Entwicklung möglicherweise beeinträchtigen. Vielfach treten bei den Kindern subklinische Auffälligkeiten oder Symptome auf, die bis zu klinisch relevanten Erkrankungen des gesamten psychischen Spektrums reichen, wenn ein Elternteil psychisch erkrankt. Weltweit wird davon ausgegangen, dass ca. 25 % aller Kinder mit einem erkrankten Elternteil zusammenleben. Daher sind Interventionen bzw. Präventionsprogramme ein wichtiger Baustein für die Versorgung von Kindern psychisch erkrankter Eltern. Entsprechend sind im klinischen Alltag in der ambulanten und stationären Versorgung Kinder und Jugendliche von psychisch erkrankten Eltern keine Seltenheit. Dennoch stellt sich im Alltagsbetrieb klinischer Versorgung immer wieder die Frage, wie Kinder und Jugendliche psychisch Erkrankter adäquat versorgt werden können. Nicht immer wird in Behandlungszentren für Eltern mit einer psychischen Erkrankung eine Versorgungsstruktur für deren Kinder oder Jugendlichen bereitgehalten, die dann greift, wenn sich ein Bedarf abbildet. Ebenso selten wird in speziellen Versorgungseinrichtungen für Kinder ein angemessenes Angebot zum Thema psychischer elterlichen Erkrankung vorgehalten.

Das vorliegende Präventionsprogramm stellt eine Möglichkeit dar, Familien mit einem psychisch erkrankten Elternteil und ihren kleinen Kindern und im Besondern Jugendliche von psychisch erkrankten Eltern zu unterstützen. Es handelt sich um ein Kurzzeitprogramm, das nicht nur in unterschiedlichen Settings (ambulant und stationär), sondern auch von verschiedenen Berufsgruppen (Fach-Pflege-Mitarbeiter:innen, Sozialarbeiter:innen oder Psycholog:innen / Psychotherapeut:innen) angeboten werden kann. Zusätzlich können die therapeutischen Sitzungen für die Jugendlichen hochfrequent angeboten werden und zu einer schnellen Versorgung, v. a. in Krisensituationen, beitragen. Der modulare Aufbau des Programms sowie die jeweiligen dezidierten Anleitungen ermöglichen dabei eine leichte Handhabung in der Anwendung. Die dazugehörigen Arbeitsmaterialien können selbsterklärend eingesetzt werden und sprechen in einfacher Sprache alle Themen an, die in Familien mit einem psychisch erkrankten Elternteil auftreten können.

Dank

Die inspirierende Idee, für Kinder von psychisch erkrankten Eltern in einer Versorgungsklinik ein Präventionsprogramm zu entwickeln, stammt von Prof. M. Franz. Ihm gilt der Dank, eine unterstützende sensibilisierte Atmosphäre in der Klinik für Psychiatrie und Psychotherapie geschaffen zu haben, um mit Kindern psychisch erkrankter Eltern in Kontakt zu kommen. Gleichzeitig wurde es möglich, parallel eine Forschungsstudie durchzuführen. Für das Interesse, unser Forschungsvorhaben für Kinder und Jugendliche von psychisch erkrankten Eltern zu unterstützen, möchte ich mich ganz herzlich bei Frau Prof. H. Christiansen und unseren Supervisoren Prof. F. Mattejat und Prof. B. Röhrle bedanken.

Ein großer Dank gilt allen Kollegen:innen und Mitarbeiter:innen der kooperierenden Klinik. Diese Studie wäre ohne ihre Mithilfe nicht möglich gewesen. Hervorzuheben ist dabei besonders das Engagement von Frau A. Zimmer und Frau Dr. D. Jung. Ebenso danken wir Dipl.-Psychologin Frau C. Stadler und unseren studentischen Hilfskräften Herrn T. Dolle, Herrn A. Weinl und Frau S. Becker. Fürs Gegenlesen des Manuals und motivierende Unterstützung möchten wir auch Frau Prof. S. Mehl und Dr. A. Haag sowie Lotte herzlichst Dankeschön sagen.

Besonders möchten wir uns bei den Pflege-Mitarbeiter:innen bedanken, die uns dabei sehr unterstützt haben, Kontakt zu Patient:innen mit Kindern zu bekommen. Mit Herzblut und Begeisterung entstand eine vertrauensvolle Kooperation, die sehr zum Gelingen der Studie beigetragen hat. An dieser Stelle möchten wir Herrn U. Reining und der Arbeitsgruppe für psychisch erkrankte Eltern in Kassel für die Übernahme der Beratungsstunden in der Klinik danken. Frau C. Lutz danken wir für ihre Bereitschaft, unser Präventionsprogramm »YourCoach« in die Alltagspraxis der Kassler Familienberatung einzuführen.

Essenziell ist vor allem unser Dank an alle Patient:innen, mit denen wir im Rahmen unserer Studie Kontakt hatten. Wir hoffen sehr, dass wir ihnen und ihren Kindern mit unserem Klinikangebot helfen konnten. Die gemeinsame fruchtbare Arbeit mit den Kindern in den Familien und Einzelsitzungen war das größte Geschenk, das wir als Forschende erfahren durften.

Marburg, September 2024

Beate Kettemann
Bernd Röhrle
Hanna Christiansen

Einleitung

Kinder und Jugendliche tragen ein erhöhtes Risiko, selbst psychisch zu erkranken, wenn ihr erkranktes Elternteil an einer psychischen Störung leidet. Spezifische Interventionsmaßnahmen begleiten Kleinkinder, Kinder und ihre psychisch erkrankten Eltern, um die ersten wichtigen Lebensjahre zu einem Ort für günstige Lebensbedingungen für Heranwachsende zu machen, trotz potenzieller Belastungsfaktoren für die gesamte Familie, die mit einer elterlichen Erkrankung assoziiert sein können. Metaanalysen belegen die positiven Interventionseffekte für jüngere und ältere Kinder und Familien (Siegentaler et al., 2012; Thanhäuser et al., 2017; Lannes et al., 2021). Dabei fällt auf, dass Interventionen für Teenager eher rar sind (Lannes et al., 2021). Um diese Lücke zu füllen, bietet das vorliegende evaluierte Präventionsprogramm »YourCoach« eine Möglichkeit, Teenager wirksam zu unterstützen (s. Kettemann et al., 2024 in review). Ebenso kann es bei Familien mit kleinen Kindern eingesetzt werden.

Aufbau des Programms

Das Manual begleitet die Anwendung des Programms vom Erstkontakt, Vorgespräch und der gesamten Durchführung in Form von Anleitungen und Beschreibungen der Sitzungen mit Familien psychisch erkrankter Eltern und ihren Kindern und in den Einzelsitzungen mit den Jugendlichen. Dazu werden in Kapitel 1 Grundlagen vorgestellt, die die Ziele des Programms verdeutlichen und neben einem Einblick in den Forschungsansatz zu sogenannten Coachings hinführen.

Darauf aufbauend wird in Kapitel 2 die therapeutische Haltung eines Coachs vermittelt, die für die Programmdurchführung zentral ist, weil ein Coach den Jugendlichen bindungsnah zur Seite steht. Anschließend wird ein Überblick zum Ablauf des Präventionsprogramms gegeben und ein Erstkontakt sowie ein Vorgespräch exemplarisch mit vielen Anwendungshinweisen vorgestellt. In der Regel folgt nach dem Erstkontakt und Vorgespräch eine Familiensitzung zur Psychoedukation. Dazu kann neben den regulär angesprochenen Themen auch ein spezifisches Arbeitsblatt, das die jeweilige psychische Störung des erkrankten Elternteils erklärt, ausgewählt werden. Spezifische Erklärungen liegen für die folgenden Erkrankungen vor:

- Bipolare Störung
- Borderline-Persönlichkeitsstörung
- Depression
- zwanghafte Erkrankung

Weitere Erläuterungen beziehen sich auf:

- Psychose
- Alkoholabhängigkeit und Drogenmissbrauch
- Angsterkrankung
- Posttraumatische Belastungsstörung
- Demenz (s. Familiensitzung 1)

Mit dieser großen Vielfalt an unterschiedlichen klinisch beschriebenen Erkrankungsbildern soll sichergestellt werden, dass für möglichst jede Familie individuelle Erklärungsmaterialien bereitstehen. Zur weiteren Aufklärung über Störungsbilder wird verdeutlicht, wie Erkrankungen entstehen und wie man gesund bleiben kann. Abschließend können Jugendliche ihr Arbeitsblatt zur »Coachingfrage« ausfüllen (**AB 1** »Meine Coaching-Fragen und Wünsche«), das sie dann für ihre Fragen an den Coach nutzen können. Dort können sie auch ihre Wünsche und Bedürfnisse bzgl. des Coachings notieren.

Daran anknüpfend werden in den einzelnen Modulen 1–5 die Durchführung der Einzelsitzungen der Jugendlichen dargestellt. Die Module sind ausschließlich den Jugendlichen vorbehalten. Im Modul 1 werden neben psychoedukativen Elementen familiäre Veränderungen und Schuld- und Erklärungsvorstellungen der Jugendlichen besprochen und geklärt, wie sich in ihrer Wahrnehmung eine psychische Erkrankung entwickeln kann. Im Modul 2 können Aufgaben und Pflichten, die in einer Familie vorhanden sind, besprochen werden. Im Modul 3 können ein Zeitstrahl und ein Plädoyer erarbeitet werden. Das Modul 4 bietet die Möglichkeit, einen Ressourcenbaum zu gestalten und soziale Aktivitäten zu planen. Daran anknüpfend wird im Modul 5 zusammengefasst, welche Veränderungen sich im Laufe des Programms entwickelt haben. Dabei werden auch die weiteren Wünsche der Jugendlichen erfragt. Abschließend bietet sich an, in der zweiten Familiensitzung das erarbeitete Resümee der Jugendlichen vorzustellen und die restlichen Familienmitglieder einzubeziehen. Dabei soll erörtert werden, inwiefern ein weiterer Unterstützungsbedarf besteht. Dabei entscheidet eine Familie, ob sie Kontakt mit dem regionalen Unterstützungssystem aufnehmen möchte. Nach einem Monat Pause kann eine Refresher-Sitzung für die Jugendlichen angeboten werden.

Bei der Durchführung des Präventionsprogramms kann es auch vorkommen, dass Jugendliche zusätzliche Themen in den Sitzungen ansprechen, die besonders im Vordergrund stehen, wie z. B. Krisensituationen. Diese Themen liegen als zusätzliche Materialien vor. Dazu sind folgende Themen als Ergänzungen ausgearbeitet (s. Kap. 3):

- Gefühle
- Trauer und Verlust
- Suizidversuch
- Krisenplan
- Bild meiner Familie

Im Anschluss daran wird vorgestellt, wie kleine Kinder psychoedukativ in einer Familiensitzung aufgeklärt werden können. Hierfür wurden spezielle altersgerechte Arbeitsmaterialien ausgearbeitet und in kurzen Anleitungen beschrieben (s. Kap. 4). Abschließend werden Ergebnisse, die im Rahmen der begleitenden Evaluation erhoben wurden, vorgestellt (s. Kap. 5).

1 Grundlagen

1.1 Ziele und Überblick

Das Präventionsprogramm für Jugendliche und junge Erwachsene von psychisch erkrankten Eltern »YourCoach« zielt übergeordnet darauf ab, Adoleszente in ihrer Entwicklung präventiv zu stärken durch Resilienzförderung und Aktivierung von Ressourcen, um ihnen zu helfen, mit Belastungen, die mit dem Zusammenleben mit einem psychisch erkrankten Elternteil assoziiert sind, zu meistern. Das niederschwellige Programm bietet Einzelsitzungen für Adoleszente (sog. Coachings) an, die mit Familiensitzungen zu Beginn und am Ende des Programms ergänzt werden können. Ebenso besteht die Möglichkeit, dass junge Erwachsene ausschließlich Einzelsitzungen erhalten. Für jede Sitzung wurden klar definierte Ziele und Inhalte ausgearbeitet, die in Form von Modulbeschreibungen sowie ergänzenden Materialien zur Verfügung stehen. Die Einzelsitzungen der Jugendlichen werden »Coachings« genannt, weil sich in der Praxis gezeigt hat, dass sich die Jugendlichen psychisch erkrankter Eltern als Angehörige und nicht als Patient:innen im Rahmen einer Therapie sehen.

Die Jugendlichen erfahren dabei:

- Aufklärung zur psychischen Erkrankung des betroffenen Elternteils (Entstehung und Verlauf) und Auswirkungen auf die Familie
- Reduzierung der emotionalen und psychosozialen Belastung durch resilienzstärkende Strategien, die zur Klärung der Aufgaben und Pflichten in einer Familie sowie von Rechten der Jugendlichen beitragen, und ressourcenfördernde Möglichkeiten, eigene Wege in Freizeit und Ausbildung zu finden.
- Alle Jugendlichen erhalten eine:n persönliche:n Ansprechpartner:in / Coach, der sie in ihrer dialektischen Position unterstützt, einerseits die Familie unterstützen zu wollen, andererseits ihre eigene Person mit eigenen Bedürfnissen verstehen zu lernen. Jugendliche möchten ihre Familie unterstützen, weil sie sie lieben – mit oder ohne psychische Erkrankung. Diese Aufgabe ist eine Herausforderung, denn Jugendliche müssen gleichzeitig ihre eigene Zukunft im Blick behalten.

Eine Familie erhält dabei:

- Aufklärung über eine psychische Erkrankung eines Elternteils für alle Familienmitglieder in Form von Familiensitzungen
- Klärung des Hilfebedarfs der Familie

Tabelle 1.1 gibt einen Überblick über die Inhalte und Ziele des Programms.

Tabelle 1.1 Überblick über Ziele und Inhalte des Präventionsprogramms »YourCoach«

Erstkontakt Therapeut:in[1] stellt das Angebot einer Beratungsstunde und das Präventionsprogramm »YourCoach« vor. Die Kontaktaufnahme kann während eines stationären Aufenthalts oder im ambulanten Setting erfolgen.	
Vorgespräch Therapeut:in exploriert mit einem Elternteil die familiäre Situation.	
Erste Familiensitzung: Informationen zur elterlichen Erkrankung	
Modul 1: Psychoedukation für die Jugendlichen	**Einzelsitzungen, sog. Coachings, für eine:n Jugendliche:n oder junge:n Erwachsene:n**
Modul 2: Aufgaben in einer Familie	
Modul 3: Zeitstrahl und Plädoyer	
Modul 4: Individuelle Ressourcen	
Modul 5: Resümee	
Zweite Familiensitzung: Was wurde erreicht, was hat sich verändert? Wie geht es weiter?	
Refreshing-Sitzung mit dem Jugendlichen Wiederholung: Die individuelle Mappe mit den gesammelten Arbeitsblättern dient als Grundlage des Treffens.	

1 Psychologische Psychotherapeut:innen, Psycholog:innen, Sozialarbeiter:innen, Pflege-Mitarbeiter:innen

1.2 Das Präventionsprogramm: Hintergrund und Forschungsstand

Forschungsstand

Es wird angenommen, dass in Deutschland über drei Millionen Kinder mit Eltern zusammenleben, die psychisch erkrankt sind (Mattejat & Remschmidt, 2008; Christiansen, 2012a; Röhrle & Christiansen, 2009). In einer erweiterten Auswertung der repräsentativen Bella-Studie konnte gezeigt werden, dass 19,1 % der Kinder psychisch auffällig sind, wenn ihre Eltern psychisch erkrankt sind; im Vergleich sind es 7,7 % der Kinder, deren Eltern nicht psychisch erkrankt sind. Insgesamt kann belegt werden, dass das Risiko, als Kind psychisch erkrankter Eltern ebenfalls zu erkranken, fast drei Mal höher ist als bei Kindern, deren Eltern nicht erkrankt sind (Plass-Christl et al., 2017).

Weitere repräsentative Untersuchungen über die Anzahl der betroffenen Kinder liegen aus Kanada, England, Australien und Norwegen vor. In Kanada wurde ermittelt, dass der Anteil der Kinder unter zwölf Jahren, bei denen ein Elternteil an einer psychischen Erkrankung leidet, 12 % beträgt (Bassani et al., 2009). Englische Untersuchungen gehen von bis zu 15 % an Kindern aus, die mit mindestens einem psychisch erkrankten

Elternteil leben (Maybery et al., 2009). Australische Daten belegen, dass 23,3 % aller Kinder psychisch erkrankte Eltern haben (Reupert et al., 2012). In Norwegen wird sogar von 37,3 % Kindern ausgegangen, deren Eltern psychisch beeinträchtigt sind (Lauritzen & Reedtz, 2016).

Die Forschung zeigt, dass das Risiko für Nachkommen, selbst an der gleichen oder an irgendeiner psychiatrischen Störung zu erkranken, je nach klinischem Erkrankungsbild variiert. Bei depressiv erkrankten Eltern liegt das Risiko für Kinder, an einer Depression zu erkranken, bei 26 %, an irgendeinem klinischen Störungsbild bei 57 %. Bei einem schizophren erkrankten Elternteil steigt die Wahrscheinlichkeit der Nachkommen, an einer Schizophrenie zu erkranken, auf 7 %, an irgendeiner psychischen Erkrankung auf bis zu 55 % (Gottesman et al., 2010; Rasic et al., 2014). Ist ein Elternteil bipolar erkrankt, erhöht sich für die nächste Generation die Wahrscheinlichkeit, selbst bipolar zu erkranken, auf 6 %, auf bis zu 60 % das Risiko, an irgendeiner psychischen Störung zu erkranken (Rasic et al., 2014; Kessler et al., 2010). Andere Störungsbilder, wie Suchterkrankungen, weisen ebenfalls in diese Richtung (Klein et al., 2017).

Spezifische Probleme von Jugendlichen mit psychisch erkranktem Elternteil

Warum Kinder psychisch Erkrankter Beeinträchtigungen erleiden, wird allerdings nicht hinreichend durch ein erhöhtes genetisches Risiko erklärt. Vielmehr sind bei einer Transmission einer psychischen Erkrankung neben genetischen Strukturen emotionale und psychosoziale Faktoren bedeutsam. Emotionale Belastungen können direkt und indirekt mit der elterlichen psychischen Erkrankung zusammenhängen. Direkte negative Auswirkungen können entstehen, wenn Kinder nicht ausreichend über die elterliche Erkrankung informiert und orientierungslos darüber sind, wie sie sich verhalten sollen oder können. Schuldgefühle der Kinder gegenüber dem erkrankten Elternteil sind oftmals eine weitere Folge dieser Desorientierung. In einer Familie kann dabei ein Gefühl entstehen, nicht über die Erkrankung sprechen zu dürfen (Tabuisierung). Dabei erleben sich Kinder vielfach hilflos und fühlen sich isoliert. Aufgrund der familiären Situation kommt es zu Folgeproblemen wie Betreuungsdefiziten (zu wenig Aufmerksamkeit und Zuwendung), Zusatzbelastungen (Übernahme der Haushaltsführung) und Rollenumverteilung (Parentifizierung). Es ist anzunehmen, dass diese Kinder möglicherweise zusätzliche Aufgaben in der Familie übernehmen, mit denen sie früher oder später überfordert sind. Ihre eigenen Bedürfnisse treten in den Hintergrund (Reupert & Maybery, 2016; Mattejat & Remschmidt, 2008; Schone & Wagenblass, 2006).

Vergleichbare Ergebnisse zeigt das EU-Projekt CAMILLE, das fünf übergeordnete Themen subsumiert, die bei betroffenen Kindern bedeutsam sind. Diese sind: emotionale Probleme, fehlende elterliche Aufmerksamkeit, unangemessene Rollenübernahme und Verhaltensauffälligkeiten sowie Angst vor Stigmatisierung (Tabak et al., 2016).

Transmission

Transmission – eine Weitergabe von Vulnerabilität von einer Generation auf die nachkommende – wird im Zusammenhang mit Kindern psychisch Erkrankter immer wieder diskutiert (Harder et al., 2015; Hosman et al., 2009). Dabei wird davon ausgegangen, dass eine psychische Erkrankung eines Elternteils einen Risikofaktor für die Entwicklung eines Kindes darstellt (Wille et al., 2008; Reupert & Maybery, 2016). Für den Nachweis einer Transmission wird jedoch nicht ein Faktor als hinreichendes erklärendes Merkmal gesehen, sondern eine Interaktion mehrerer Aspekte im Rahmen eines multifaktoriellen Ansatzes.

Entsprechend werden in einem Erklärungsmodell die interagierenden Merkmale der Eltern, die des Kindes und der Familie sowie die der Umwelt einbezogen. Dabei werden Mechanismen der Genetik, der pränatalen Erfahrungen und der Eltern-Kind-Interaktion sowie der Einfluss innerhalb und außerhalb der Familie erfasst (Christiansen et al., 2015). Weiter wird bei einer Transmission angenommen, dass zusätzliche allgemeine psychosoziale Faktoren wie Armut und ein niedriger Bildungsstand hinzukommen, die sich prognostisch ungünstig z. B. auf den Schulerfolg oder auf die Ausbildungschancen von Kindern auswirken können (Homlong et al., 2015; Shahab et al., 2021).

Internationale Studien weisen in diesem Zusammenhang darauf hin, dass eine Diagnose eines Elternteils für eine generationale Weitergabe nicht nur die Möglichkeit erhöht, an der gleichen psychischen Erkrankung zu leiden, sondern auch mit anderen klinischen Störungsbildern assoziiert sein kann (Lauritzen et al., 2018; Van Santvoort et al., 2015). Insofern kann nicht von einem erhöhten Erkrankungsrisiko für »eine bestimmte« psychische Erkrankung bei Kindern, deren Eltern psychisch erkrankt sind, ausgegangen werden (Dean et al., 2018).

Gleichzeitig muss berücksichtigt werden, dass Ersterkrankungen wie Angst- und depressive Störungen, die in der Kindheit und Adoleszenz relativ häufig sind, nicht nur Kinder von psychisch erkrankten Eltern betreffen (Costello et al., 2008; Ravens-Sieberer et al., 2007). Darüber hinaus ist die Hälfte der erkrankten Kinder auch im Erwachsenenalter durch psychische Störungen beeinträchtigt. Weiter zeigen Untersuchungen, dass Kinder, die in der Kinder- und Jugendpsychiatrie versorgt werden, zu ca. 50 % psychisch erkrankte Eltern haben (Mattejat & Remschmidt, 2008; Plass-Christl et al., 2017).

Von den Grundannahmen zum Coaching

Theoretische Annahmen im Sinne eines Modells zu Kindern psychisch erkrankter Eltern wurden im deutschen Sprachraum erstmals von Mattejat et al. (2000) zusammengefasst. In ihrem übergeordneten multifaktoriellen Modell zur Beschreibung psychosozialer Vermittlungsprozesse und Entwicklungsbedingungen bei Kindern von psychisch erkrankten Eltern werden zwei psychosoziale Bereiche – Qualität der interpersonalen Beziehungen und die Art und Angemessenheit der Krankheitsbewältigung – als zentral gesehen. Weitere Entwicklungsbedingungen (Eltern-, Umfeld- und Kindvariablen) werden dabei als relevant erachtet, die in Wechselwirkung mit diesen Bereichen stehen. Die kindliche Entwicklung wird darüber hinaus durch die genetisch-biologische Belastung und die elterliche Erkrankung direkt beeinflusst. Zugleich berücksichtigen die Autoren das gesamte Beziehungsnetz, d. h. die Beziehung zwischen erkranktem Elternteil und Kind, zwischen gesundem Elternteil und Kind, zwischen beiden Elternteilen sowie zu anderen Bezugspersonen. Bei der Krankheitsbewältigung sind die Einstellung bzgl. der Erkrankung und aktuelle Coping-Strategien, alltagspraktische Organisation und Aufgabenverteilung bzw. Flexibilität innerhalb der Familie sowie die Nutzung des informellen Hilfesystems von Bedeutung. Auch die angemessene Zusammenarbeit des Hilfesystems mit den betroffenen Familien und Angehörigen durch Fachleute gehören mit dazu (Mattejat et al., 2000).

Das Salutogenese-Modell

Für die vorliegende Studie wurde das Salutogenese-Modell von Antonovsky (1997) modifiziert, indem zentrale Aspekte aus dem Rahmenmodell der psychosozialen Vermittlungsprozesse nach Mattejat et al. (2000) integriert wurden. Das Modell der Salutogenese wurde ausgewählt, da es zu klären versucht, warum es Menschen gelingt, trotz herausfordernder und stark beeinflussender Lebenssituation, die eine elterliche psychische Erkrankung darstellen kann, gesund zu bleiben. Integrierte Aspekte aus dem Rahmenmodell von Mattejat et al. (2000) sind: Art der Krankheitsbewältigung, Art und Qualität interpersonellen Beziehungen und Entwicklungsbedingungen. Dabei werden Entwicklungsbedingungen durch Eltern-, Umfeld- und Kindvariablen als »Input-Faktoren« erfasst. Es wird angenommen, dass diese entwicklungsbedingenden Faktoren dazu beitragen, ein Kohärenzgefühl zu bilden. Ein Kohärenzgefühl, dass Ereignisse bedeutsam, verstehbar und zu bewältigen sind, wird nach Antonovsky (1997) als eine Art Urvertrauen in die Welt verstanden. Dies fördert, aktiv mit Stresssituationen umzugehen und Copingverhalten anzuwenden. Outcome-Parameter sind dabei Art und Umfang der interpersonellen Beziehungen zur Familie und zu Freunden und können sich aber auch auf Verhaltensauffälligkeiten und / oder traumatisierende Erlebnisse beziehen. Abbildung 1.1 verdeutlicht den Ansatz.

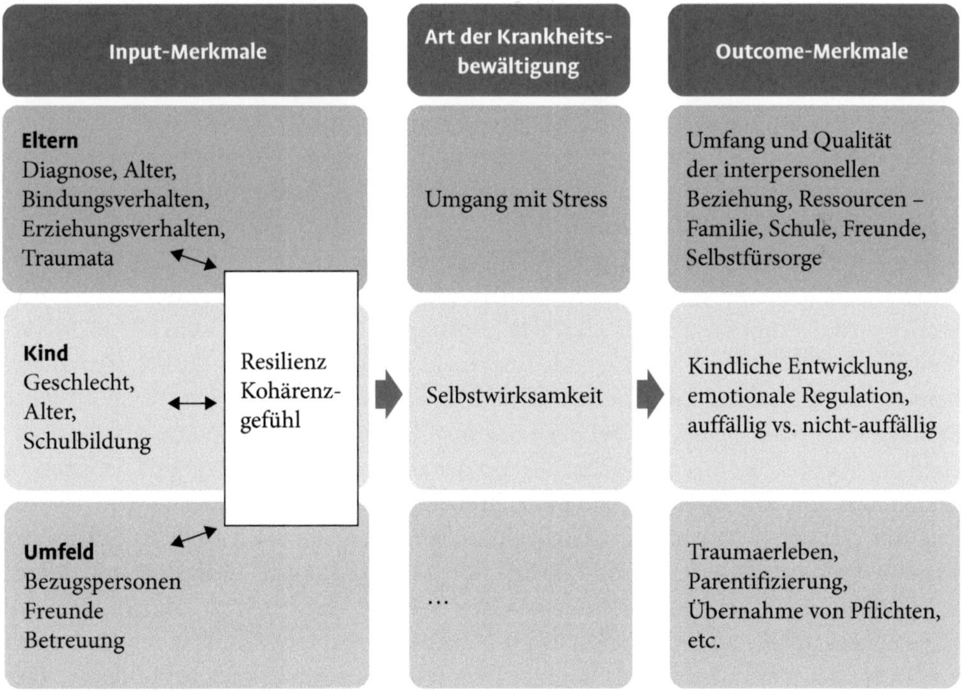

Abbildung 1.1 Integriertes Modell psychosozialer Entwicklungsbedingungen von Kettemann

Auch Umgang mit Stress ist hierbei bedeutsam, um zu klären, inwieweit Jugendliche subjektiv glauben, alltägliche Auseinandersetzungen mit einer psychischen Erkrankung als Stresssituation bewältigen zu können. Damit dieser Umgang nicht in eine Sackgasse mündet, brauchen Jugendliche neue und flexible Handlungsstrategien, die ihnen helfen, Lösungswege aufzuzeigen im Sinne von »Ich kann mir helfen«. Zugleich ist dabei ein Selbstwirksamkeitserleben wichtig. Beide Ansätze – das transaktionale Stresskonzept von Lazarus et al. (1984, s. Biggs et al., 2017) und das Konstrukt der Selbstwirksamkeit von Bandura (1977, 1982, 2003) – zielen auf eine eigene Bewertung, auf das subjektive Gefühl ab, Anforderungen als Herausforderungen zu verstehen, die bewältigt werden können. Diese Überlegungen spielen sowohl im Coaching allgemein als auch im Präventionsprogramm »YourCoach« eine Rolle, denn zusammen mit dem Coach überlegen Jugendliche, ob nach eigener Bewertung die Möglichkeit besteht, eine Bewältigung der aktuellen Herausforderungen zu erreichen. Dadurch sollen die Jugendlichen einen größeren Handlungsspielraum erfahren, der ihnen Flexibilität ihres Verhaltens ermöglicht.

Zusätzlich wird angenommen, dass Kinder psychisch erkrankter Eltern über soziale Kompetenzen als Ressourcen verfügen, die sie gezielt nicht nur zur Unterstützung ihres erkrankten Elternteils nutzen können, sondern um sich selbst aktiv im Sinne einer Selbstfürsorge zu helfen. Dabei geht es um die Aktivierung bereits vorhandener und neu zu entdeckender Ressourcen.

Gleichzeitig sollen Jugendliche auch ihre Gefühle wahrnehmen und ihre Bedürfnisse schützen lernen. Dabei werden differenziert Gefühle und Gedanken besprochen, die dabei helfen, gegenwärtige Situationen einzuordnen und die eigene Biografie zu verstehen. Vergangene Ereignisse können mittels Zeitstrahl veranschaulicht werden, um darzustellen, dass die Jugendlichen bereits viele Entwicklungsziele erreicht haben. Auf diese Weise können ebenso zukünftige Entwicklungsaufgaben skizziert werden. Aufgaben und Pflichten von Familienmitgliedern und den eigenen können dadurch besser eingeordnet werden, um letztlich ein zusammenfassendes Plädoyer zu schreiben, indem Jugendliche für sich selbst eintreten.

Weitere Konzepte, die für Jugendliche psychisch Erkrankter besonders bedeutsam sein können, beziehen sich auf das Selbstwirksamkeitserleben nach Bandura (2003) und Strategien einer motivierenden Gesprächsführung nach Miller und Rollnick (2023), Arkowitz et al. (2015) sowie validierende Rückmeldungen nach Bohus (2019). Für die Fähigkeit, herausfordernde Situationen bewältigen zu können, bedarf es unterschiedlicher Strategien und Techniken, die bei der Lösung hilfreich sein können. Jugendliche brauchen ein Selbstwirksamkeitserleben, das mit der Überzeugung einhergeht, Lösungen zu finden, z. B. um den Übergang ins Erwachsenenleben zu bewältigen und für sich eine Zukunft skizzieren zu können. Gleichzeitig erleben Jugendliche psychisch Erkrankter besonders eine motivierende und validierende Rückmeldung als unterstützend, um im Alltagsleben mit einem psychisch erkrankten Elternteil bestehen zu können, z. B. um ohne Schuldgefühle an Freizeitaktivitäten teilzunehmen oder sich nicht verantwortlich zu fühlen, wenn ihr psychisch erkrankter Elternteil keine Medikamente einnimmt. Folgende Strategien und Techniken können bei der Unterstützung von Jugendlichen helfen, die sich in einem personenzentrierten Ansatz nach Rogers (2000) wiederfinden:

- Zuhören
- Stellen offener Fragen
- Reflektieren
- Zusammenfassen
- Würdigen von Erfahrungen
- Validierung erfolgreicher Situationen
- Suchen von Vorbildern
- Verbale Ermutigungen
- Authentisch sein
- Zeigen von Empathie

Weitere Beispiele sind im Abschnitt 2.1 zur Haltung des Coachs zu finden.

2 Das Präventionsprogramm »YourCoach«

Aufgrund der vorliegenden Studienergebnisse und klinischen Erfahrungen aus der Pilotphase (Kettemann et al., 2020) sowie der aktuellen Forschungsergebnisse über Interventionsmaßnahmen bei Kindern psychisch erkrankter Eltern (Lannes et al., 2021; Thanhäuser et al., 2017; Loechner et al., 2018) wird angenommen, dass betroffene Kinder in folgenden Bereichen typischerweise Unterstützung benötigen:

(1) Informationen und Aufklärung über die psychischen Erkrankungen sowie Umgang mit einem erkrankten Elternteil (Psychoedukation)
(2) Aufgaben, Pflichten und Rechte in einer Familie
(3) Ressourcenarbeit und soziale Aktivitäten (Erlernen von Selbstfürsorge und Steigerung des Selbstwerts)

Das Präventionsprogramm »YourCoach« richtet sich an Adoleszente ab 12 Jahren, die selbst keine psychische Erkrankung haben, die jedoch aufgrund psychosozialer und emotionaler Belastungen, die durch eine psychische Erkrankung eines Elternteils entstehen können, durch das Programm präventive und selektive Unterstützung erhalten sollen. Das Präventionsprogramm verbindet zwei Aspekte des Hilfebedarfs: Es werden in den Einzelsitzungen – Coachings – einerseits individuelle Fragen und Wünsche des Heranwachsenden berücksichtigt. Andererseits stehen Module zur Verfügung, die Strategien vermitteln, um für die Adoleszenz typische Aufgaben und Herausforderungen auch mit der psychischen Erkrankung des Elternteils zu bewältigen. Die dadurch skizzierte therapeutische Beziehung zwischen Jugendlichen und ihrem Coach ist von zentraler Bedeutung für die Wirksamkeit des Programms, deshalb wird nachfolgend besonders auf die Person des Coaches und dessen Haltung eingegangen.

2.1 Aufgaben und Haltung des Coachs

Vielfach haben Kinder, v. a. Jugendliche, von psychisch erkrankten Eltern im Alltagsleben gelernt, sich zurückzunehmen und zur Versorgung ihres erkrankten Elternteils beizutragen (Mattejat & Remschmidt, 2008). Dabei haben Kinder oftmals erfahren, selbst wenig Aufmerksamkeit für ihre Bedürfnisse zu erhalten. Manche Kinder fühlen sich gar emotional und in ihrer physischen Versorgung vernachlässigt und vergessen. Daher ist die Rolle eines Coachs facettenreich in Bezug auf die Jugendlichen und ihrer Familie. Nachfolgend werden diese Anforderungen eines Coachs näher beschrieben:

(1) Für die Durchführung eines individualisierten Coachings ist eine klare Grundhaltung wichtig. Diese besteht in erster Linie in einer Positionierung auf der Seite der Jugendlichen. Es hat höchste Priorität, dass diese den Coach als eine Art Advokaten erleben, der auf ihrer Seite steht. Coachs müssen keine Therapeut:innen sein und das Coaching ist keine Krankenbehandlung. Ein Coach ist ein Unterstützer, ein Ansprechpartner mit Expertise für die komplexe Situation der Jugendlichen, der sich für die Jugendlichen ganz individuell einsetzt, wie ein Anwalt.

(2) Die Jugendlichen stehen im Mittelpunkt des Interesses des Coachs – nicht der erkrankte Elternteil oder andere Angehörige.

(3) Ein Coach kann Psycholog:in, Sozialarbeiter:in, Pflege-Mitarbeiter:in oder Arzt bzw. Ärztin sein.

(4) Die Jugendlichen erfahren vom Coach Aufmerksamkeit und Interesse für ihre individuelle Situation durch validierende Rückmeldungen. Das Gefühl, wahrgenommen und gesehen zu werden, ist für diese Heranwachsenden häufig neu. Für den Umgang mit Jugendlichen ist eine empathische und nicht wertende, validierende Haltung wichtig (siehe Carl Rogers Grundhaltungen der personenzentrierten Gesprächstherapie).

(5) Vielfach glauben Jugendliche, dass ihr Verhalten zur elterlichen psychischen Erkrankung beiträgt, daher fühlen sie sich fälschlicherweise schuldig für die Erkrankung und übermäßig verantwortlich für eine Verbesserung der Situation des Elternteils. Um diese Verwicklung aufbrechen zu können, genügt es nicht, die Annahme des Jugendlichen verbal zu korrigieren. Hier hilft eine dialektische Grundhaltung, in der Veränderung und Akzeptanz verbunden sind. Der Coach kann hier z. B. die Technik des sokratischen Dialogs nutzen, um den Jugendlichen zur Realitätsüberprüfung seiner Annahmen anzuleiten.

(6) Die Aufgabe eines Coachs ist immer dialektisch, einerseits konstruktiv die schwierige und evtl. neue Situation der Jugendlichen anzuerkennen, andererseits die vorhandenen und oftmals hoch ausgeprägten sozialen Fähigkeiten und Kompetenzen der Jugendlichen zu würdigen und zu stärken und in die Lösung von Problemen einzubeziehen.

(7) Im Coaching ist es zentral, dass Heranwachsende lernen, ihre eigenen Bedürfnisse wahrzunehmen und auf sie zu achten (wie eine Schatzkiste, die gehütet werden muss).

(8) Gleichzeitig werden auch allgemeine Entwicklungsaufgaben der betroffenen Jugendlichen im Blick behalten, die alle Menschen in dieser Entwicklungs- bzw. Lebensphase betreffen (Identitätsfindung und Rollenentwicklung).

(9) Ein Coach handelt empathisch, verständnisvoll, wertschätzend und fürsorglich und vertritt und unterstützt offen die Position der Jugendlichen (im Sinne von beistehen).

(10) Die familiäre Situation der Jugendlichen sollte vom Coach akzeptiert werden. Es ist wichtig, darauf zu achten, sich nicht in das Familiensystem zu verwickeln oder von Angehörigen instrumentalisieren zu lassen. Sein Auftraggeber ist der Jugendliche. Hinsichtlich des Vorschlags »schneller Lösungen« ist immer Vorsicht gebo-

ten und darauf zu achten, ob ihm alle wichtigen Informationen vorliegen und die Sichtweise aller Beteiligten einbezogen wurden. Problemlösungen sollten hierbei auch mit der Familie gemeinsam erarbeitet werden (in den Familiengesprächen).

(11) Gleichzeitig bietet sich für die Familie im Rahmen einer Familiensitzung die Gelegenheit, den Coach kennenzulernen. Ängste der Familien und der Jugendlichen werden aufgegriffen, erstmals kann eine Atmosphäre der Entspannung entstehen, da alle Familienmitglieder in der Familiensitzung berücksichtigt werden und offen gesprochen werden darf. Das Gefühl der Scham, das die Familienmitglieder erstarren lässt, kann sich auflösen. Die Familiensitzung zeigt den Jugendlichen gleichzeitig, dass die elterliche Erkrankung kein Tabuthema mehr darstellt und sie selbst wichtig sind. Dadurch wird das Sprechen über die elterliche Erkrankung ungezwungener. Die Jugendlichen erhalten dabei eine Art Signal, über die Erkrankung sprechen zu dürfen. Erst dann kann eine offene Kommunikation innerhalb der Familie und mit dem Coach stattfinden. Eine Familiensitzung wird daher als Ausgangssituation für die Jugendlichen gesehen, die es ihnen erlaubt, sich selbst zu Wort zu melden und Fragen sowie Wünsche zu äußern. Vielfach sagen die Jugendlichen erst im Anschluss an die Familiensitzung (möglicherweise auch Tage danach) Bescheid, dass sie sich für das Coaching interessieren. Zudem bringen die Jugendlichen erfahrungsgemäß erst nach und nach eigene Themen oder Fragestellungen ein.

Besonderheiten des Programms. Das Besondere am vorliegenden Präventionsprogramm ist, dass der erkrankte Elternteil keine Voraussetzungen erfüllen muss, um an dem Präventionsangebot, das ambulant oder während eines stationären Aufenthalts des erkrankten Elternteils beginnen kann, teilzunehmen. In der Regel findet innerhalb von 14 Tagen ein Erstkontakt zur Familie statt. Zusätzlich können die Jugendlichen sich auch später nach Abschluss des Coachings, z. B. nach Wochen oder Monaten, wieder bei ihrem Coach melden. Es kann vorkommen, dass sich Jugendliche bei Krisensituationen ihres erkrankten Elternteils wieder melden oder wenn sie z. B. Schwierigkeiten mit ihrem Stiefvater haben und ihre Mutter sich zurzeit in einer Rehabilitationsmaßnahme befindet. Auch kann es vorkommen, dass Jugendliche selbst gesundheitliche Fragen haben und diese mit ihrem Coach abklären möchten. Ein Coach kann in der Regel sehr schnell einen Termin ermöglichen und Unterstützung anbieten. Ein weiterer Vorteil eines weitergehenden Angebots für die Jugendlichen ist, dass ein Coach bereits mit der jeweiligen Familiensituation vertraut ist und keine erneuten Vorgespräche nötig sind, sondern man direkt gemeinsam ins Gespräch kommen kann. Die folgende Übersicht gibt Hinweise für Dos and Don’ts, die in den Einzelsitzungen hilfreich sein können.

Dos and Don'ts des Coachs

Dos

- Validieren
- Akzeptierende Grundhaltung, dass eine Familie nun erst einmal so ist, wie sie ist
- Kinder und Jugendliche sollen geschützt und gestärkt werden
- Klare und verbindliche Absprachen mit den Jugendlichen vereinbaren
- Für die jüngeren Kinder und Jugendlichen eine nachvollziehbare Struktur in der Familie schaffen
- Ein familiäres Netz der Kinder / Jugendlichen (re)aktivieren und Kontakte zu Verwandten (Tante, Onkel, Großeltern) fördern
- Kinder und Jugendliche in ihren Wünschen und Bedürfnissen unterstützen (z. B. Nachfragen stellen, Erlebnisse erzählen lassen, nach Gefühlen fragen)
- Schulische Aktivitäten fördern, Teilnahme an AGs ermöglichen
- Freizeitaktivitäten der Kinder / Jugendlichen und der Familie fördern

Don'ts

- Sich nicht verwickeln lassen oder gar versuchen, die gesamte Familie »retten« zu wollen
- Sich nicht instrumentalisieren lassen
- Ungeduld, in der Familie muss sich doch was bewegen

2.2 Die Module und ihre Aufgaben und Ziele

Zusätzlich zum Herausarbeiten einer individuellen Perspektive eines Jugendlichen und der Lösung individueller Probleme, die Thema des Programms sind, bearbeiten Jugendliche gemeinsam mit ihrem Coach zentrale Themen, die viele Kinder psychisch Erkrankter – hier Jugendliche und junge Erwachsene – oftmals beschäftigen und belasten können. Diese Themen werden in 5 Modulen präsentiert, diese sind:

(1) Information und Aufklärung zur elterlichen psychischen Erkrankung (Psychoedukation)
(2) Aufgaben, Pflichten und Rechte in der Familie
(3) Zukunftsperspektive mithilfe eines Zeitstrahls und Erstellen eines Plädoyers
(4) Ressourcenarbeit der Jugendlichen
(5) Abschließendes Resümee

Modul 1. Im ersten Modul wird ein psychoedukativer Ansatz verfolgt: Wissen, Information und Aufklärung über die elterliche psychische Erkrankung stehen im Fokus. Der Coach vermittelt den Jugendlichen grundlegende Informationen über die psychische Störung des Elternteils, die sie mit seinen eigenen Erfahrungen in Einklang bringen können. Dieses Wissen soll die Heranwachsenden in ihrem Selbstwertgefühl stärken und dafür sorgen, dass sie als wichtiges Familienmitglied in familiäre Angelegenheiten einbezogen und informiert werden. Gleichzeitig werden evtl. existierende Tabuthemen, die im familiären Rahmen oftmals nicht angesprochen werden, besprochen. Diese Themen beziehen sich auf das Gefühl des Jugendlichen, Schuld am (erneuten) Ausbruch und/oder am Bestehen der elterlichen Erkrankung zu sein und sich verantwortlich für sein erkranktes Elternteil zu fühlen. Das Ziel ist es, die Jugendlichen aufzuklären und eine psychische Erkrankung verstehbar zu machen sowie mit deren persönlichen Erfahrungen abzugleichen. Ein weiteres Ziel besteht in einer Entpathologisierung des Erlebten, indem der Coach darauf hinweist, dass z. B. Schuldgefühle viele Kinder mit psychisch erkrankten Eltern haben. In dieser Bearbeitungsphase können bei den Jugendlichen Wünsche oder Fragen aufkommen, die sich auf sie selbst beziehen oder die Familie/Eltern betreffen. Diese Wünsche bzw. Fragen können verschriftlicht festgehalten werden (s. **AB 1** »Meine Coaching-Fragen und Wünsche«).

Modul 2. Im Modul 2 wird der Fokus auf Aufgaben, Pflichten und Rechte eines jeden Familienmitglieds im Familienleben gelegt. Das Ziel dabei ist, dass die Jugendlichen erkennen, dass sie nicht allein in allen Lebensbereichen für ihre Familie verantwortlich sind. Einerseits bestehen Aufgaben und Pflichten in der Familie, die durch die Mithilfe aller Familienmitglieder erledigt werden können, andererseits gibt es für jedes Familienmitglied eigene Aufgaben und Pflichten. Auch existieren für alle Familienmitglieder bestimmte Rechte. Hierfür werden zunächst die Oberbegriffe der Familienaufgaben festgelegt: z. B. Geldverdienen, Kindererziehung, Haushalt, Kontakte zu Verwandten und Freunden pflegen oder für die eigene Gesundheit zuständig zu sein. Anschließend werden für jeden einzelnen Bereich (z. B. »für den Haushalt sorgen«) einzelne Aufgaben konkret benannt (z. B. einkaufen, Essen kochen, Abwasch erledigen, Wäsche waschen). Anschließend werden die Aufgaben danach sortiert, welches Familienmitglied für diesen Bereich zuständig ist. Hierbei validiert der Coach die Unterstützungsleistungen der Jugendlichen für ihre Familien. Abschließend listet der Coach Rechte der Familienmitglieder auf, sodass den Jugendlichen klar wird, dass sie eigene Rechte haben, z. B. auch auf eigene Bedürfnisse zu achten oder mit Gleichaltrigen zusammen zu sein, um weitere Entwicklungsschritte bewältigen zu können.

Modul 3. Dieses Modul zielt darauf ab, dass gemeinsam ein Zeitstrahl über die Lebensgeschichte der Jugendlichen erarbeitet wird. Beginnend bei der Geburt werden die wichtigsten Ereignisse (Kindergarten, Beginn der Schule, Geburt der Geschwister, Umzug der Familie etc.) eingetragen und so die wichtigsten Entwicklungsschritte gesammelt. Gleichzeitig wird notiert, welche Aufgaben, Pflichten und Rechte der Jugendlichen in der Kindheit bestanden und wie für sie die Zukunft aussehen kann (z. B. in Bezug auf Ausbildung/Studium oder Auszug aus der Familie). Insgesamt geht es hier nicht um Details einer Lebensgeschichte, sondern vielmehr darum, ein Gefühl/eine Idee dafür zu bekommen, dass man sich als Jugendliche:r bereits über eine lange Zeit hinweg für die Familie eingesetzt hat. Weiterhin werden die Jugendlichen gebeten, ein Plädoyer für sich zu schreiben. Ziel des Plädoyers besteht i.S. einer Positionierung und Zusammenfassung der Erlebnisse in der Familie. Ein mögliches Plädoyer könnte z. B. in die Erkenntnis münden, dass ein Jugendlicher einerseits die Familie unterstützen kann, andererseits nicht allein verantwortlich ist und Familienaufgaben fair aufgeteilt werden müssen und er auch bestimmte Rechte hat (zur Schule gehen, Freunde treffen). Das Plädoyer beinhaltet häufig auch Hinweise darauf, wie die Jugendlichen Hilfe erhalten können und dass sie ein Recht auf Hilfe haben.

Modul 4. Im Rahmen dieses Moduls wird gemeinsam ein Ressourcenbaum erarbeitet, in den alle bereits vorhandenen Ressourcen (Freunde, Eltern etc.), aber auch Strategien, die zur Ablenkung oder Stabilisierung dienen (z. B. Musikhören, Freunde treffen), eingetragen werden. Gleichzeitig werden Wünsche der Heranwachsenden aufgegriffen und gemeinsam versucht, einen Plan für deren Realisierung zu entwickeln, damit zukünftig weiter daran gearbeitet werden kann. Ressourcen werden hier nicht nur im Sinne von sozialer Unterstützung durch andere Personen verstanden, sondern insgesamt als unterschiedliche Arten und Qualitäten bzw. Chancen, die die Jugendlichen stärken und ermuntern, weiter für sich einzustehen und an ihre Ziele zu glauben.

Modul 5. Dieses abschließende Modul stellt ein Resümee der bisherigen Arbeit dar, indem Jugendliche überprüfen, inwieweit ihre Coaching-Frage (s. Modul 1: Coaching-Frage) gelöst werden konnte. Weiter wird anhand des Ordners mit den gesammelten Arbeitsblättern überlegt, ob alle Fragen der Jugendlichen zur psychischen Erkrankung der Eltern geklärt werden konnten. Dabei wird gemeinsam zusammengefasst, welche Entwicklungsschritte bereits umgesetzt werden konnten und welche Aufgaben weiterhin bestehen. Anschließend wird zusammen mit den Jugendlichen das zweite Familiengespräch vorbereitet. Hierfür soll erfragt und eingeübt werden, was die Jugendlichen ihren Eltern mitteilen möchten, um herauszuarbeiten, was sich für sie selbst verändert hat bzw. ob sie Wünsche an ihre Eltern haben (z. B. Unterstützung bei Aktivitäten).

Auffrischungssitzung. Etwa einen Monat nach dem Coaching findet eine Auffrischungssitzung statt, um Besprochenes aus den bisherigen Treffen zu wiederholen und offen gebliebene Punkte aufzugreifen. Dabei geht es v. a. um die Wünsche der Jugendlichen an die Eltern und es wird gemeinsam überprüft, inwieweit diese umgesetzt werden konnten. Folgende Aspekte können im Rahmen der Booster-Sitzung erneut fokussiert werden (s. Arbeitsblätter bzw. Ordner mit den Coaching-Materialien):

- **INFO 1** Welche Erkrankungen kennst du?
- **AB 4–6** Aufgaben, Pflichten und Rechte in der Familie
- **AB 7–8** Der individuelle Zeitstrahl und das Plädoyer
- **AB 9–10** Ressourcenarbeit des Adoleszenten

Die Familiensitzung bzw. die Psychoedukation gilt als Ausgangsbasis für das Coaching der Jugendlichen. Erst wenn diese erfahren, warum und weshalb sich ein erkrankter Elternteil in bestimmter Weise verhält, und sie Informationen zur Erkrankung erhalten und somit aufgeklärt werden, können sie ihre familiäre Situation verstehen und sich selbst leichter positionieren. Kinder lieben in den meisten Fällen ihre Eltern, egal welche psychische Beeinträchtigung vorliegt. Diese Liebe wird selbst dann nicht geschmälert, wenn sie erfahren, was tatsächlich bei der Erkrankung des Elternteils passiert. Das Gegenteil ist vielmehr zutreffend: Erst wenn Kinder erfahren, dass sie informiert werden, löst sich ihre Angst auf, die mit der elterlichen Erkrankung oftmals verbunden ist. Wenn Kinder nicht informiert werden, bleibt die Erkrankung etwas Unerklärliches, Mystisches. Kinder brauchen Informationen, um diesen unerklärlichen – bildlich gesprochen – »dunklen Berg« aufzulösen. Dann werden Merkmale der Erkrankung konkret greifbar und somit verstehbar. Die elterliche Störung wird genau wie eine körperliche Erkrankung besprochen. Kinder und Jugendliche versuchen, sich ihre Welt zu erklären, wie es auch Erwachsene tun, deshalb sind Aufklärung und Informationen zur elterlichen Erkrankung so wichtig.

3 Durchführung des Programms

Im Folgenden wird der Ablauf des Präventionsprogramms dargestellt: Nach einem Erstkontakt und einem Vorgespräch folgt eine Familiensitzung, daran schließen sich die Einzelsitzungen für die Jugendlichen an. Abschließend erfolgt erneut eine Familiensitzung. Die Inhalte der Einzelsitzungen werden in Form von Modulen vorgestellt und erläutert. Durchgehend werden Beispielformulierungen gegeben, die die Inhalte sowie das Vorgehen verdeutlichen.

3.1 Erstkontakt

Zielsetzung: Herstellung eines ersten Kontakts und Einladung zum Präventionsprogramm. Dieses Gespräch kann mit beiden Eltern im ambulanten Setting oder auf einer Station in einer Klinik stattfinden.
Zeitplanung: Ca. 50 Minuten
Durchführung: Der Erstkontakt dient einer ersten Vorstellung des Programms und der beteiligten Personen. Es ist hierbei wichtig, eine gute Beziehung und einen verlässlichen Kontakt zu initiieren. Bei der Vorstellung sind folgende Punkte wichtig:
- Ihre Funktion als Ansprechpartner:in
- Hinweis auf Beratungsangebot zu Unterstützungsmöglichkeiten
- Hinweis auf und kurze Schilderung des Präventionsangebots »YourCoach«

Beispielformulierung:
»Guten Tag, mein Name ist …, ich bin Psychologin hier (Ort) und möchte mich Ihnen vorstellen. Meine Aufgabe ist es, für Eltern mit minderjährigen Kindern, Jugendlichen oder jungen erwachsenen Kindern eine Ansprechpartnerin zu sein, denn wir wissen, dass sich die meisten Eltern um ihre Kinder Gedanken oder Sorgen machen, egal wie alt sie sind. Deshalb haben wir für Eltern ein Angebot zusammengestellt: Das ist erstens ein Beratungsangebot, in dessen Rahmen wir Sie informieren möchten, welche Unterstützungsmöglichkeiten für Familien angeboten werden, z. B. frühe Hilfen für junge Familien, Familienhilfe, Notmütter oder Jugendhelfer. In dieser Beratungssitzung können Sie auch individuell über die Entwicklung Ihres Kindes sprechen. Zweitens bieten wir Ihnen die Möglichkeit, an unserem Präventionsangebot für Familien und ihre Kinder teilzunehmen. Dies besteht zunächst in einem Treffen mit Ihrer gesamten Familie, in dem es darum geht, dass wir gemeinsam über Ihre Erkrankung sprechen können. Ihre Kinder sollen dabei Informationen über Ihre Erkrankung erhalten. Auch sollen Ihre Kinder darin bestärkt werden, dass sie als Kinder bzw. Jugendliche oder junge Erwachsene wichtig sind und deshalb mit den Eltern zusammen am runden Tisch sitzen. Kindern geht es wie uns Erwachsenen: Je mehr Informationen wir erhalten, umso besser können wir mit schwierigen Situationen umgehen. Wenn Sie Interesse haben, dass ich Ihre Kinder informiere, dann können wir uns gemeinsam zu einem Vorgespräch treffen und ein Familiengespräch vorbereiten. Für Jugendliche und junge Erwachsene haben wir ein spezielles Programm, d. h. Einzelsitzungen, die wir in sog. Coachings anbieten. Jugendliche ab 12 Jahren oder junge Erwachsene bis 24 Jahren können sich einfach bei mir melden.«

3.2 Vorgespräch

Zielsetzung: Wenn sich eine Familie nach dem Erstkontakt für das Präventionsangebot entschieden hat, geht es nun in einem Vorgespräch um die Vorbereitung einer Familiensitzung, an der alle Familienmitglieder teilnehmen können. Dieses Vorgespräch bietet den Eltern die Möglichkeit, mit dem Coach über ihre Kinder (im Kindes- und/oder Jugendalter), Wünsche, Fragen oder Sorgen zu sprechen. Hiermit werden die Themen erörtert, die in einer Familiensitzung besprochen werden sollen. Weiter werden die Eltern vom Coach über die Inhalte informiert, die dieser gerne ansprechen möchte. Diese sind:

- Aufklärung über die psychische Erkrankung des Elternteils (welche Symptome treten auf, wie sieht der Verlauf der Erkrankung aus etc.)
- Klärung, warum Menschen erkranken. Hierfür empfiehlt es sich, als Erklärungsmodell das Vulnerabilitäts-Stress-Modell zu verwenden.

Zeitplanung: Ca. 50 Minuten
Vorbereitung und Durchführung: Für das Gespräch hat es sich bewährt, dass ein Coach einen Arbeitsordner mit den Coachingunterlagen für Jugendliche bereithält und diesen als Beispiel vorzeigt. In diesem Ordner sind auch die Arbeitsblätter für das Familiengespräch enthalten, auf die gesondert hingewiesen werden kann.

Beispielformulierung:
»Heute möchte ich Ihnen die Gelegenheit geben, mir mehr über Ihre Kinder, über Ihre Sorgen oder auch Ihre Wünsche in Bezug zu Ihrer Erkrankung zu erzählen, damit wir im Anschluss eine Familiensitzung vorbereiten können. Bevor wir mit dem Gespräch beginnen können, ist es wichtig, dass Sie sich auch schriftlich einverstanden klären, dass wir in einer Familiensitzung über Ihre Erkrankung mit Ihrer Familie offen sprechen dürfen. Dazu möchte ich Ihnen eine Einwilligungserklärung zum Unterschreiben geben.

Von vielen erkrankten Eltern weiß ich, dass es gerade dann, wenn man selbst erkrankt ist, oftmals schwerfällt, über die eigene Erkrankung zu sprechen. Eine Mutter meinte mal: ›Seien Sie mein Sprachrohr, momentan fehlen mir die Worte.‹ Genau das möchte ich machen, ich möchte Ihnen helfen, mit Ihrer Familie zu sprechen, sei es mit den Kindern, Ihrem Partner oder den Großeltern. Daher möchte ich Sie bitten, mir von Ihrer Familie zu erzählen.«

Hilfreiche Fragen, falls es Patient:innen schwerfällt zu erzählen:
- Wie viele Kinder haben Sie, wie alt sind die Kinder und wie heißen sie?
- Leben Sie mit Ihren Kindern zusammen?
- In welche Schule gehen die Kinder?
- Was unternehmen Ihre Kinder in ihrer Freizeit? Welche Hobbys haben sie?
- Wie ist das in Ihrem Haushalt, können Ihre Kinder Sie dabei unterstützen?
- Gibt es ganz konkrete Aufgaben, die Ihre Kinder im Haushalt übernehmen, z. B. die Spülmaschine ausräumen oder Wäsche aufhängen?
- Gibt es Dinge in Ihrer Familie, die besonders gut laufen? Dass z. B. Ihre Kinder selbstständig das Frühstück machen?
- Gibt es Situationen im Alltag, die Ihnen schwerfallen? Wie reagieren Ihre Kinder darauf? Wie gehen Sie mit schwierigen Situationen um, wie lösen Sie sie?
- Was, glauben Sie, wissen Ihre Kinder über Ihre Erkrankung?
- Darf ich Ihnen mal zeigen, was wir für Kinder und Jugendliche vorbereitet haben?

Mögliche Probleme und Lösungen
- Zu Beginn ist es hilfreich, das Gespräch mit einer offenen Frage zu eröffnen, um das Gespräch ins Rollen zu bringen, z. B. »Schön, dass wir miteinander sprechen können, denn jetzt können Sie mir mehr zu Ihrer Familie und Ihren Kindern erzählen. Im Erstkontakt bleibt oftmals zu wenig Zeit dafür.«
- Manche Eltern antworten auf Fragen zur eigenen Erkrankung mit dem Hinweis, dass ihre Kinder nichts von ihrer Erkrankung mitbekommen haben, weil sie z. B. nur abends Alkohol trinken. Diese Eltern ziehen daraus den Schluss, dass ein Gespräch mit den Kindern nicht nötig sei. Hier ist es wichtig, dass der Coach behutsam und feinfühlig reagiert.
- Der Coach könnte sagen: »Ja, manche Kinder oder Jugendliche sagen das, dass sie wenig z. B. vom Trinken mitbekommen. Diese Kinder meinen aber auch, dass sie sehr genau wissen, ob ein Elternteil Alkohol getrunken hat, weil sie den Alkohol riechen oder leere Flaschen gesehen haben. Für Kinder ist es dann geradezu eine Er-

leichterung, mit einer außenstehenden Person reden zu können, die Verständnis für die familiäre Situation hat. Wir haben die Erfahrung gemacht, dass sich Kinder erleichtert fühlen, wenn sie das Gefühl haben, als Gesprächspartner ernst genommen zu werden und sie Informationen über die Erkrankung erhalten.«
- »Viele Jugendliche haben mir erzählt, dass sie genau mitbekommen, wie es ihrem erkrankten Elternteil geht. Ist das auch Ihre Erfahrung?«

Die obigen Fragen und Hinweise können dabei helfen, dass sich ein Gespräch mit dem Elternteil entwickelt, um dessen wichtigste Fragen, aber auch Sorgen um seine Kinder/Jugendlichen und Wünsche, die er seiner Familie mitteilen möchte, zu eruieren. Anschließend kann ein Coach z. B. die für die Familiensitzung vorgesehenen Arbeitsblätter (**INFO 1** »Welche Erkrankungen kennst du?«, **INFO 4** »Vergleich Erkältung und Depression«, **INFO 15** »Warum erkranken wir?«, **INFO 16** »Wie bleiben wir gesund?«) dem erkrankten Elternteil zeigen und besprechen. Diese können, falls vom erkrankten Elternteil gewünscht, gemeinsam vorgestellt werden.

Beispielformulierungen:
»Ich habe Ihnen die Arbeitsblätter (**INFO 1, 4**) mitgebracht, die ich Ihrer Familie zeigen möchte, um eine psychische Erkrankung zu erklären. Falls Sie möchten, wäre es schön, wenn Sie dabei aus Ihrer Sicht Ihre Erkrankung schildern. Sie können dabei Symptome beschreiben, die bei Ihnen aufgetreten sind, oder Sie erzählen, wie Sie insgesamt Ihre Erkrankung erleben. Gleichzeitig möchte ich auch bei Ihren Kindern nachfragen, wie sie Ihre Erkrankung wahrnehmen. Die folgenden Arbeitsblätter (**INFO 15, 16**) sollen verdeutlichen, warum wir erkranken, z. B. wenn wir zu viel Stress erleben.

Jetzt möchte ich Ihnen mal unseren Ordner zeigen, den wir für Jugendliche vorbereitet haben, um sie über eine psychische Erkrankung zu informieren. Jeder Jugendliche erhält so einen Ordner. Das hier ist unsere Beispiel-Mappe, die Sie sich gerne ansehen können.«

Im Anschluss soll ein gemeinsamer Termin für die Familiensitzung vereinbart werden.

3.3 Erste Familiensitzung: Psychoedukation für die Familie

Zielsetzung: Das Ziel der ersten Familiensitzung ist, dass alle Familienmitglieder einbezogen werden und den Coach kennenlernen. Dabei sollen zur Aufklärung der Familienmitglieder erste Informationen zur psychischen Erkrankung gegeben werden. Vielfach kann es für Jugendliche entlastend sein, einen Krisen- bzw. Notfallplan zu erstellen, damit Ungewissheiten in akuten Situationen aufgefangen werden. Dieser Plan sollte mit allen Familienmitgliedern besprochen werden. Abschließend soll den Jugendlichen erklärt werden, was Coachings (Einzelsitzungen) sind.

Vorbereitungen:

- Nutzen Sie bitte einen Besprechungsraum, in dem die gesamte Familie Platz hat. Für das gemeinsame Gespräch eignet sich ein runder Tisch, ansonsten können Stühle im Kreis angeordnet werden.
- Als Coach sind Sie Teilnehmer, setzen Sie sich zu der Familie, nicht außerhalb. Die Arbeitsblätter für diese Sitzung bitte in einen Ordner heften, den Sie dann dem Jugendlichen am Ende der Sitzung überlassen. Nehmen an einer Sitzung mehrere Kinder bzw. Jugendliche teil, erhalten alle einen eigenen Ordner mit Unterlagen.
- Sorgen Sie für eine freundliche, ruhige Gesprächsatmosphäre. Bitte im Vorfeld abklären, dass die Sitzung ca. 45 bis 50 Minuten dauern wird. Sind kleine Kinder anwesend, bitte den Hinweis geben, dass sie jederzeit aufstehen können oder die Sitzung entsprechend verkürzt werden kann.
- Bitte beim Begrüßen der Familie die Kinder / Jugendlichen zuerst begrüßen und nach den Namen fragen. Bei 18-Jährigen nachfragen, ob Duzen für sie in Ordnung ist.

Zeiteinteilung: Insgesamt sollten ca. 50 Minuten eingeplant werden.

Material:

- **INFO 1** »Welche Erkrankungen kennst du?«
- **INFO 4** »Vergleich Erkältung und Depression«
- **INFO 15** »Warum erkranken wir?«
- **INFO 16** »Wie bleiben wir gesund?«
- **AB 19** »Mein Krisenplan«

Beginn

Stellen Sie nach der Begrüßung den Ablauf der Sitzung transparent vor. Diese Sitzung dient der Aufklärung über eine elterliche psychische Erkrankung. Dabei können die Familienmitglieder ihre Erfahrungen im Umgang mit dieser Erkrankung mitteilen. Der Coach unterstützt die Kommunikation durch Explorieren und Nachfragen, um eine Grundlage für ein gemeinsames Verständnis füreinander zu schaffen. Wichtig dabei sind validierende Rückmeldungen des Coachs.

Beispielformulierung:

»Ich heiße ..., als ... (Berufsbezeichnung) bin ich hier zuständig für Familien mit minderjährigen Kindern. Wir möchten alle Familienmitglieder einbeziehen, denn wir wissen, wenn ein Elternteil erkrankt, dann betrifft das auch die Kinder und (Ehe-)Partner. Deshalb laden wir Familien zu einem gemeinsamen Gespräch ein.

Wie wir im Vorgespräch mit Ihrer Einwilligung besprochen haben, soll in der heutigen Sitzung über Ihre psychische Erkrankung gesprochen werden, damit jedes Familienmitglied informiert ist. Dabei sollen alle Zeit zum Sprechen erhalten. Alle Familienmitglieder können dabei Fragen stellen oder Sorgen besprechen. Das Gespräch soll v. a. für euch Kinder eine Möglichkeit bieten, über die Erkrankung eurer Mutter / eures Vaters sprechen zu können. Dazu möchte ich euch gern Erklärungen geben, die euch helfen können, eine solche Erkrankung besser zu verstehen.«

Es ist wichtig, die Kinder direkt ins Gespräch einzubeziehen und ihnen direkt zugewandt (nicht zu schnell) zu sprechen, z. B.: »Ich möchte euch natürlich kennenlernen und erfahren, wie es euch geht, was ihr in eurer Freizeit macht oder wie die Schule läuft?

Wie ist das bei euch, in welcher Klasse seid ihr? In der Schule habt ihr bestimmt auch schon mal was über psychische Erkrankungen gehört.« (Hier beginnen die Kinder in der Regel zu erzählen.)

Im Folgenden werden die Kinder / Jugendlichen anhand der Arbeitsblätter aufgeklärt.

- **INFO 1** »Welche Erkrankungen kennst du?« dient dazu, Krankheiten, die die Jugendlichen nennen, zu sammeln und je nach körperlicher oder psychischer Erkrankung zuzuordnen.
- **INFO 4** »Vergleich Erkältung und Depression« dient dazu, anhand der spezifischen Erkrankung des Elternteils (z. B. Depression) Symptome zu sammeln und von einer Erkältung als körperliche Erkrankung abzugrenzen.
- **INFO 15** »Warum erkranken wir?« zielt darauf ab, das Vulnerabilitäts-Stress-Modell vorzustellen, damit Jugendliche erkennen können, warum eine Erkrankung ausbricht.
- **INFO 16** »Wie bleiben wir gesund?« soll verdeutlichen, was wir tun können, um gesund zu bleiben.

Beispielformulierungen zur Erläuterung der Arbeitsblätter:

- »Ich habe hier verschiedene Arbeitsblätter mitgebracht, die Ihnen und euch helfen, die Erkrankung zu verstehen.«
- »Im Laufe unseres Lebens erkrankt jeder an ganz unterschiedlichen Erkrankungen. Welche Erkrankungen kennt ihr? (Hier sollen die Kinder und die Eltern Erkrankungen aufzählen).«
- »Auf der linken Seite stehen körperliche Erkrankungen, auf der rechten Seite psychische Erkrankungen.«

Der Coach sollte die einzelnen Erkrankungen auf jeder Seite vorlesen. Dann ein Beispiel für eine körperliche Erkrankung herausgreifen, zum Beispiel eine Erkältung.

- »Bei einer Erkältung treten verschiedene Merkmale auf, die in der Medizin Symptome genannt werden. Welche Symptome kennt ihr, wenn ihr erkältet seid?«

Die Kinder sollen einzelne Symptome aufzählen.

- »Welche Symptome haben Sie, (erkrankter Elternteil) …, erlebt? Welche Symptome habt Ihr Kinder beobachtet?«

An diesem Punkt sollen sich alle Familienmitglieder beteiligen. Jeder soll genügend Zeit bekommen, um zu überlegen und Beispiele erzählen zu können. In der Regel entsteht ein interessantes Gespräch, wenn jedes Familienmitglied seine eigene Perspektive einbringen kann.

Die Beiträge der Kinder und der Eltern können auf dem Arbeitsblatt ergänzend eingetragen werden.

- »Eine Frage stellen Kinder immer wieder, das interessiert euch bestimmt auch: ›Wie kann eine Person psychisch erkranken?‹ Um euch diese Frage zu beantworten, habe ich euch ein Infoblatt mitgebacht.« (**INFO 15** »Warum erkranken wir?«)
- »Weil wir uns nur schwer vorstellen können, wie bzw. warum eine Erkrankung ausbricht, haben wir versucht, eine Grafik zu erstellen, die uns diesen Vorgang oder Prozess verdeutlicht.«

Zur Erklärung des Vulnerabilitäts-Stress-Modells können die Texte auf den **Infoblättern 15** »Warum erkranken wir?« und **16** »Wie bleiben wir gesund?« vorgelesen und gemeinsam besprochen werden.

- »Zusammenfassend lässt sich sagen, dass jede Person ein unterschiedlich großes Glas zur Verfügung hat, das unterschiedlich viel Stress aufnehmen kann. Wenn wir lernen, mit Stress umzugehen, dann gelingt es uns eher, gesund zu bleiben.«
- »Was macht ihr, wenn ihr Stress habt? Geht ihr dann Fußballspielen oder hört ihr laut Musik?«

Abschließend sollen alle genannten Dinge gesammelt werden.

- »Eure Mutter / Eurer Vater ist hier im Krankenhaus, um zu lernen, mit Stress umgehen zu können. Wir gehen davon aus, dass einer erkrankten Person eine Psychotherapie hilft, um wieder gesund zu werden. In einer Psychotherapie können Erkrankte ganz individuell mit einer Psychologin besprechen, welche Schwierigkeiten bestehen und wie es ihnen gelingen kann, wieder gesund zu werden. Manche Personen benötigen zusätzlich Medikamente, die regelmäßig und für eine gewisse Zeit eingenommen werden müssen. Die Zeit, die eine erkrankte Person benötigt, um gesund zu werden, kann dabei ganz unterschiedlich sein. Manche Menschen schaffen das in einigen Wochen oder Monaten, andere benötigen deutlich mehr Zeit dafür. Das ist ganz unterschiedlich, deshalb müssen wir viel Geduld aufbringen. Gibt es dazu Fragen?«

Falls Jugendliche unsicher sind, wie sie in akuten Krisensituationen reagieren sollen, kann **AB 19** »Mein Krisenplan« genutzt werden. Auf diesem Arbeitsblatt sollte eingetragen werden, wie ein Jugendlicher Hilfe erhält und wie er sich Verhalten soll, dass er in einer akuten Situation die Polizei verständigt. Wichtig ist dabei, dass alle Familienmitglieder darüber Bescheid wissen.

- »Nachdem ihr jetzt ganz viel Neues über psychische Erkrankungen erfahren habt, möchte ich euch für eurer Interesse danken. Falls ihr weitere Fragen habt oder etwas unklar geblieben ist, könnt ihr euch gerne bei mir melden.«

Bei Jugendlichen ab 12 Jahren auf Einzelsitzung hinweisen. Wir gehen davon aus, dass Jugendliche (ungefähr ab 12 Jahren) ein größeres Verständnis und auch Interesse haben, genauere Erklärungen zu erhalten, und auch eigene Themen, die ihnen Sorgen bereiten, besprechen möchten. Daher soll auf das Angebot, Einzelsitzungen zu erhalten, hingewiesen werden.

Beispielformulierung:
Zu dem Jugendlichen gewandt: »Für dich als Jugendlichen habe ich noch ein ganz besonderes Angebot, denn du kannst **Einzelsitzungen** erhalten, die wir als **Coaching** bezeichnen. Dieses Coaching ist ganz für dich alleine. Dabei können wir über alles sprechen, was dich beschäftigt oder was du über die Erkrankung deines erkrankten Elternteils noch wissen möchtest. Deine eigenen Themen können sich auf die Schule, auf deine Freunde oder deine Familie beziehen. Ich möchte dabei für dich eine Ansprechpartnerin sein. Das Wichtigste ist, dass du selbst entscheiden kannst, um was es gehen soll. Ich möchte dich gerne bei deinen Themen unterstützen. Du kannst dir also überlegen, ob du ein Coaching möchtest. Falls ja, würde ich mich über einen Anruf von dir oder deiner Familie sehr freuen. Dann machen wir zwei einen gemeinsamen Termin aus.«

3.4 Modul 1: Psychoedukation für die Jugendlichen

Zielsetzung: Im Modul 1 wird die Aufklärung über die elterliche Erkrankung, die bereits in der Familiensitzung besprochen wurde, kurz wiederholt. Individuelle Fragen von Jugendlichen, die in der Familiensitzung nicht besprochen wurden oder zu kurz kamen, werden nun beantwortet (**INFO 1, 15, 16**). Anschließend wird gemeinsam erarbeitet, inwieweit die elterliche Erkrankung die Jugendlichen selbst betrifft. Viele Kinder und Jugendliche schreiben sich selbst die Verantwortung für die Entstehung einer psychischen Erkrankung des Elternteils zu. Daher ist es ein Ziel dieses Moduls, dass die Jugendlichen erkennen, dass sie nicht für die Erkrankung ihres Elternteils verantwortlich sind. Hierfür sind Techniken des sokratischen Dialogs hilfreich. Im zweiten Teil dieser Sitzung geht es um die Ziele und Wünsche des individuellen Coachings. Die Jugendlichen bekommen Zeit, über sich zu berichten und ihre individuelle Sichtweise zu besprechen. Abschließend werden die nächsten Coaching-Termine geplant.
Vorbereitung: Das erste Treffen mit dem Coach ist für die Jugendlichen neu und wird daher häufig mit Spannung erwartet. Sorgen Sie für eine ruhige und entspannte Gesprächsatmosphäre.
Zeiteinteilung: Das erste Treffen kann 45–50 Minuten dauern. Die genaue Dauer des Treffens sollte sich jedoch immer an den Jugendlichen orientieren. Falls durch Gesten Müdigkeit gezeigt wird oder die Konzentration zusehends schwindet, kann die Sitzung entsprechend verkürzt werden.

Material:
- **AB 1** »Meine Coaching-Fragen und Wünsche«
- **AB 2** »Was verändert sich in meiner Familie?«

Durchführung
Damit sich der Coach und die Jugendlichen von Beginn an wohlfühlen, eignen sich Aufwärm-Fragen. Diese können sich z. B. auf den Schultag / Hausaufgaben oder die Freizeit beziehen. Dafür können Sie ruhig fünf bis zehn Minuten einplanen, damit der Jugendliche Zeit hat, sich auf diese neue Situation einzustellen.

Fahren Sie dann fort, indem Sie nachfragen: »Wie war für dich die Familiensitzung? Haben sich für dich Fragen ergeben?« Anfangs ist es für die Jugendlichen erleichternd, wenn der Coach Fragen stellt, bis sie selbst den Faden aufgreifen können und offen berichten, wie es ihnen geht. Nehmen Sie dazu den Arbeitsordner des Jugendlichen und besprechen Sie zur Vertiefung die Arbeitsblätter erneut. Hierfür sollten ca. fünf bis zehn Minuten eingeplant werden.

Im weiteren Gespräch ist es wichtig, die Frage nach der Verantwortung anzusprechen. Zum Beispiel: »Von vielen Jugendlichen weiß ich, dass sie sich selbst für die Verschlechterung des Erkrankungszustands ihrer Mutter oder ihres Vaters verantwortlich fühlen. Kennst du das auch?« Wenn der Jugendliche dies bejaht: »Viele Jugendliche versuchen dann, die Dinge, die in der Familie passieren, in einen Zusammenhang zu stellen. Beispielsweise hat mir ein Jugendlicher erzählt, dass er schlechte Schulnoten für sich behält, weil er glaubt, dass es seiner Mutter dann wieder schlechter gehen könnte. Das klingt erst einmal nachvollziehbar, wenn wir keine anderen Informationen oder Erklärungen für bestimmte Verhaltensweisen haben, die wir nicht verstehen können. Deshalb spreche ich mit dir über die Erkrankung deiner Mutter, damit du weißt, welche Symptome auftreten oder wann eine Erkrankung ausbrechen oder sich verschlechtern kann. Das ist ungefähr so, als hätten wir einen großen Berg vor uns und wissen nicht, was sich dahinter verbirgt, dann bekommen wir Angst. Wenn wir aber wissen, um was es sich handelt, dann können wir viel leichter damit umgehen. Manchmal kann es vorkommen, dass es zu Hause Streit gibt und man sich anschließend schlecht fühlt. Ich kann mir vorstellen, dass du auch schon mal überlegt hast, ob die Erkrankung deiner Mutter etwas mit dir zu tun hat, wenn es bei euch zu Hause mal Streit gab. Wie ist das bei dir?« An dieser Stelle ist es wichtig, die Gedanken der Jugendlichen zu explorieren, die sie sich über die Ursachen und Entstehung bzw. Aufrechterhaltung der elterlichen Erkrankung machen. Anschließend entsprechend des sokratischen Dialogs nachfragen und hinterfragen, welche Gründe für die Sichtweise der Jugendlichen sprechen und Widersprüche selbst entdecken lassen.

Beispielformulierungen

»Können Jugendliche oder Kinder überhaupt die Verantwortung am Ausbruch der Erkrankung übernehmen? Gibt es Hinweise für diese Annahme? Woher wissen Jugendliche, dass sie an der elterlichen Erkrankung schuld sind?«

An dieser Stelle sollen die Jugendlichen überlegen, welche Gründe für oder gegen ihre Annahmen sprechen. Die dabei auftretende Dissonanz soll gemeinsam mit dem Coach diskutiert werden (**AB 2** »Was verändert sich in meiner Familie?«). Für diesen Abschnitt können ebenfalls rund 15 Minuten eingeplant werden.

Im weiteren Verlauf haben die Jugendlichen die Möglichkeit, darüber zu sprechen, was sie veranlasst hat, sich mit dem Coach zu treffen bzw. ihre persönlichen Wünsche und Ziele für die Einzelsitzungen anzubringen. Der Coach sollte jedoch nicht »mit der Tür ins Haus fallen« und direkt danach fragen, sondern erst einmal ganz offen Fragen zur Person und aktuellen Situation der Jugendlichen stellen.

Erfahrungsgemäß verweilen Jugendliche länger an Stellen, die ihnen wichtig sind, und erzählen dazu mehr. Es kann auch vorkommen, dass ein Jugendlicher selbst ein Ziel benennt. Es ist die Aufgabe des Coachs, sich ein genaueres Bild von den Wünschen, Zielen, Fragen und Erwartungen des Jugendlichen zu machen und zu klären, wie er ihm dabei helfen kann. Dabei ist es wichtig, die Jugendlichen selbst schildern zu lassen, wie sie das Problem lösen möchten bzw. was sie von den Sitzungen erwarten. Weitere Fragen können sein: »Wie kann ich dich dabei unterstützen?«, »Was hast du bislang unternommen und wie hat das funktioniert?« Gemeinsam sollen die Wünsche und Ziele notiert, ggf. auch einen Plan erstellt werden, wie die Hilfe durch den Coach konkret aussehen kann. Oftmals wissen die Jugendlichen genau, was oder wie sie ein Problem lösen möchten. Dabei ist der Coach als Gegenüber notwendig, das sich für die Jugendlichen und ihr Anliegen interessiert. An dieser Stelle ist es besonders wichtig, dass sich der Coach mit Verständnis in die Situation der Jugendlichen hineinversetzen und validierend Rückmeldungen geben kann. Zusammenfassend können die Ziele, Erwartungen und Wünsche auf dem **AB 1** »Meine Coaching-Fragen und Wünsche« (Beispiel s. Abb. 3.1) eingetragen werden.

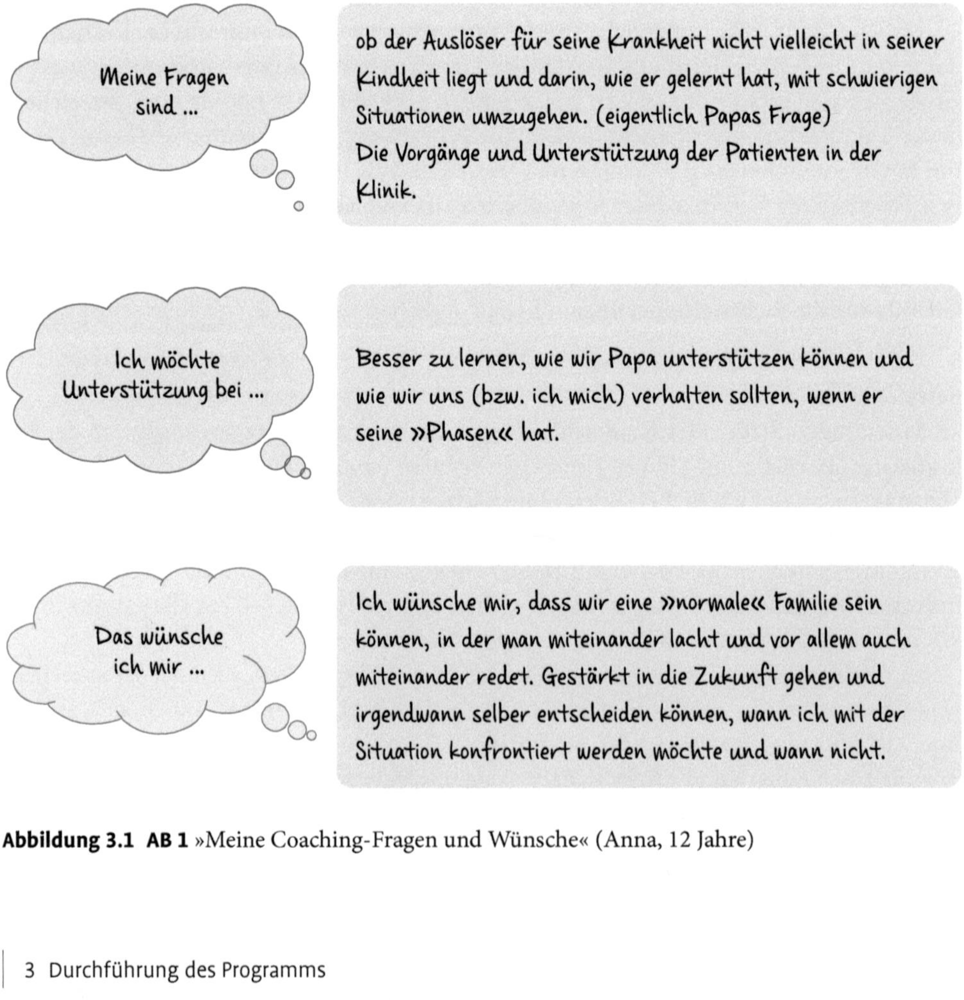

Abbildung 3.1 **AB 1** »Meine Coaching-Fragen und Wünsche« (Anna, 12 Jahre)

Das folgende Beispiel verdeutlicht die Vorgehensweise:
Ein Jugendlicher möchte seine Mutter zur nächsten Sitzung dazubitten, um sie zu fragen, ob sie ihm 20 Entschuldigungen für die Schule schreiben könne. Weiter möchte er etwas über seinen verstorbenen Vater (Alkoholiker) erfahren, z. B. über seine Person oder warum sich seine Mutter von ihm getrennt hat.

Jugendliche haben in der Regel eine genaue Vorstellung, wie sie ihre Wünsche oder Anliegen umsetzen möchten. Hier geht es nicht darum, belehrend einen Plan zu entwerfen. Vielmehr sollen die Vorstellungen des Jugendlichen offen aufgegriffen, mit ihm besprochen und zusammengefasst werden. Bestärken Sie ihn darin, seine Wünsche bzw. Bitten offen und direkt anzusprechen.

Beispielformulierungen:

- »Wenn ich dich richtig verstanden haben, dann möchtest du …« (Anliegen wiederholen und validieren)
- »Was glaubst du, wie wird deine Mutter reagieren. Wie kann ich mir das vorstellen?«
- »Wie soll ich dich unterstützen? Soll ich deinen Wünschen Nachdruck verleihen, indem ich ihr sage, dass es dir nicht nur sehr wichtig ist, deine Schulsachen zu klären, sondern auch sehr wichtig für dich ist, über deinen Vater sprechen zu können?«

Abschluss der Sitzung

Abschließend ist es sinnvoll, die psychoedukativen Aspekte zusammenzufassen und nachzufragen, ob die Jugendlichen das Besprochene verstanden und, ob sie noch weitere Fragen zur elterlichen Erkrankung haben. Dabei ist es wichtig, die individuellen Anliegen der Jugendlichen zu wiederholen und konkrete Absprachen zur Realisierung zu vereinbaren.

Beispielformulierung:

»Wir haben heute verschiedene Themen angesprochen, die zum einen die Erkrankung deiner Mutter betreffen und zum anderen dich persönlich. Dein Anliegen an deine Mutter haben wir notiert. Beim nächsten Treffen können wir, wenn das für Dich okay ist, deine Mutter zum Gespräch hinzubitten, um zu klären, ob sie dir deine Fehlzeiten in der Schule entschuldigt. Dabei können wir sie gemeinsam nach deinem verstorbenen Vater befragen – so wie wir das heute besprochen haben. Möchtest du noch was ergänzen? Dann können wir jetzt den nächsten Termin vereinbaren.«

3.5 Modul 2: Aufgaben in einer Familie

Zielsetzung: Ziel dieser Sitzung ist es, zum einem an den persönlichen Coaching-Zielen des Jugendlichen anzuknüpfen und weiter an der Klärung dieser Fragen zu arbeiten. Zum anderen soll es um das Thema gehen: »Wie kann ich meiner Familie helfen? Und welche Aufgaben kann ich in der Familie übernehmen?« Zur Beantwortung dieser konkreten Fragen nach der Zuständigkeit und der Verantwortungsübernahme für Aufgaben und Pflichten in einer Familie und, um gleichzeitig die Bedürfnisse und die Rechte von Jugendlichen herauszuarbeiten, wurden drei Arbeitsblätter entwickelt, die nacheinander bearbeitet werden können. Diese sind: **AB 4** »Meine Aufgaben«, **AB 5** »Wie kann ich meiner Familie helfen?« und **AB 6** »Realitäts-Check: Jeder in unserer Familie hat Aufgaben«, um gemeinsam differenziert zu überlegen, was tatsächlich für die Familie gemacht werden kann. Zusätzlich geht es um Aufgaben und Rechte, die jedes Familienmitglied hat. Dadurch kann verdeutlicht werden, dass ein Jugendlicher bereits viele Aufgaben in der Familie übernimmt und seine eigenen Aufgaben gut meistern kann, aber darauf achten sollte, dass dennoch genügend Raum für die Schule und Freizeit bleibt – Jugendliche haben auch Rechte und Bedürfnisse. Gleichzeitig kann besprochen werden, wie sich Jugendliche in schwierigen Situationen, z. B. bei Streit in der Familie, selbst helfen können (**INFO 17** »Wenn's schwierig wird«).

Zeiteinteilung: Für das individuelle Coaching (Vertiefung der persönlichen Coaching-Ziele) soll ungefähr die Hälfte der Sitzung eingeplant werden. Die andere Hälfte dient der Verdeutlichung zentraler Fragen, die Jugendliche als Kind psychisch erkrankter Eltern immer wieder beschäftigen. Diese sind hier: »Welche Aufgaben hat jeder in der Familie? Welche Aufgaben und welche Rechte habe ich?«

Material:

- **AB 4** »Meine Aufgaben«
- **AB 5** »Wie kann ich meiner Familie helfen?«
- **AB 6** »Realitäts-Check: Jeder in unserer Familie hat Aufgaben«
- **INFO 17** »Wenn's schwierig wird«

Die **Arbeitsblätter 4–6** sind so konzipiert, dass Sie gemeinsam die Antworten für die jeweilige Überschrift sammeln und ggf. die Stichwörter z. B. Haushalt, Schule, Freizeit als Gliederungspunkte nutzen können. Anschließend können die Jugendlichen selbst die Antworten in die vorgesehenen Felder eintragen.

Durchführung

Zu Beginn der Sitzung erkundigt sich der Coach nach dem Befinden des Jugendlichen. Meistens berichten Jugendliche von ihrem Alltag in der Schule, aber auch, wie das Familienleben zu Hause läuft. Manchmal kommt es vor, dass sie zu sehr ins Erzählen über den Gesundheitszustand des erkrankten Elternteils geraten. Lenken Sie das Gespräch auf den Jugendlichen selbst zurück und betonen Sie, dass es jetzt nur um ihn geht. Arbeiten Sie dann an den Coaching-Zielen weiter.

AB 4 »Meine Aufgaben«. Die unterschiedlichen Bereiche sollen helfen, dass Jugendliche beginnen, ihre Aufgaben zu sortieren. Welche Aufgaben stellen eine Verpflichtung dar? Gibt es Dinge, auf die Jugendliche ein Recht haben, z. B. Freunde treffen oder Freizeit zu haben? Bitte achten Sie darauf, dass die Jugendlichen ihre Bedürfnisse berücksichtigen und Eintragungen in den Bereichen Sport und Freunde machen, die altersangemessen sind. Weiter können Sie das Thema »Meine Aufgaben« vertiefen, indem Sie über Pflichten, Rechte und Bedürfnisse diskutieren (hierfür ca. 15 Minuten einplanen), beispielsweise:

- »Jetzt möchte ich mal auf die Dinge zu sprechen kommen, die du für die Familie machst. Du hattest ja schon mehrfach erzählt, dass du schon immer im Haushalt mithilfst. Wir können das Arbeitsblatt dazu nutzen: Wie ist das in Bezug auf euren Haus-

halt, was übernimmst du regelmäßig? Welche Aufgaben werden in der Schule von dir erwartet? Warum sind Sport und Freunde so wichtige Bereiche? Gibt es Rechte und Bedürfnisse?«
- »Wenn ich mir deine Aufgabenliste ansehe, fällt auf, dass du viele Aufgaben übernimmst. Wie siehst du das?«

Hier empfiehlt es sich, gemäß des sokratischen Dialogs vorzugehen und gemeinsam Gründe zu sammeln, die dafür und dagegen sprechen, dass Jugendliche viele Aufgaben übernehmen. Weiter benötigen Jugendliche Unterstützung bei der Überlegung, wer oder wie sie sich Hilfe holen können. Hierbei geht es um eine Ermutigung, sich unterstützen zu lassen. Konkret lautet die Botschaft: »Ich kann mir Hilfe holen!«

AB 5 »Wie kann ich meiner Familie helfen?«. Bei diesem Arbeitsblatt geht es um greifbare Lösungen für die Jugendlichen, damit eine Aussicht auf Entlastung entstehen kann. Deshalb sollen die Jugendlichen mit den Coachs gemeinsam besprechen können, welche Aufgaben sie in ihrer Familie übernehmen und wie sie realistischerweise ihren Familien helfen können. Für Jugendliche ist es z. B. wichtig zu wissen, was sie für die erkrankte Person in einer Akutphase machen können. Gleichzeitig dürfen Schwierigkeiten im Alltag mit einem psychisch erkrankten Elternteil angesprochen werden. Wichtig ist das Erarbeiten von kurzfristigen und langfristigen Lösungen, die in die jeweiligen Bereiche auf dem Arbeitsblatt eingetragen werden. Das heißt, zur kurzfristigen Entlastung könnte ein guter Nachbar, eine Tante oder ein Freund angerufen werden, die im Vorfeld darüber informiert werden. Gleichzeitig kann im Notfall die Polizei angerufen werden. Langfristige Lösungen können regionale Unterstützungsangebote einbeziehen, um eine Familie zu stabilisieren. Ein Coach kann z. B. Familien bei der Kommunikation mit Ämtern unterstützen. Hilfreich könnte es auch sein, wenn ergänzend ein Krisenplan erstellt wird (s. **AB 19** »Mein Krisenplan«), um den Jugendlichen ein Gefühl von Sicherheit zu geben. Ebenso ist es wichtig, als Coach unter einer Telefonnummer oder WhatsApp-Nr. oder per E-Mail erreichbar zu sein. Dabei geht es nicht darum, jederzeit erreichbar zu sein, sondern darum, als Coach auf irgendeine Art und Weise erreichbar zu sein und informiert werden zu können. Ein Coach sollte im Vorfeld überlegen, wie er persönlich den Kontakt mit dem Jugendlichen gestalten möchte.

AB 6 »Realitäts-Check: Jeder in unserer Familie hat Aufgaben«. Hier geht es um eine Art Zusammenfassung, sodass alle Aufgaben eines jeden Familienmitglieds notiert werden. Gleichzeitig sollen dabei auch Rechte und Bedürfnisse des Einzelnen aufgeschrieben werden. Ein eigenes Recht zu haben wird dabei verstanden als ein »für sich selber einzustehen« und für sich zu formulieren: Ich unterstütze gerne die Familie, gleichzeitig benötige ich auch Zeit und Raum für mich, um meine Freizeit mit Freunden zu gestalten oder um eine Ausbildung zu machen.

Abschluss der Sitzung

Abschließend kann der Coach die Sitzung zusammenfassen, z. B.: »Heute haben wir wieder viel erfahren. Einerseits hast du über deine aktuelle Situation gesprochen, andererseits sehen wir, dass du ganz viele Dinge machst, um deine Familie zu unterstützen. Das Besondere dabei ist, dass du nicht nur Aufgaben hast, wie zur Schule zu gehen und

Hausaufgaben zu machen, sondern auch Rechte hast, z. B. Freunde zu besuchen oder Zeit fürs Fußballspielen oder am Computer zu spielen benötigst. Alles zusammen sind das ganz schön viele Dinge, die du machst.« Die Zusammenfassung kann auch von den Jugendlichen gegeben werden.

3.6 Modul 3: Zeitstrahl und Plädoyer

Zielsetzung: Ziel dieser Sitzung ist es, weiter an den persönlichen Coaching-Zielen der Jugendlichen zu arbeiten (s. Modul 1, Abschn. 3.4). Weiter werden die Aufgaben, Pflichten und Rechte von Jugendlichen in der Familie wiederholt (**AB 6**) und ein Zeitstrahl (**AB 7**) zur Visualisierung genutzt, auf dem von Geburt bis zum heutigen Tag alle wichtigen Lebensdaten, Entwicklungsschritte und Ereignisse eingetragen werden können. Mit dem Rückblick auf wichtige Lebensereignisse der Jugendlichen kann bildlich aufgezeigt werden, dass tatsächlich schon einiges erreicht wurde. Validierend sollen den Jugendlichen dabei Gefühle von Stolz im Sinne von Selbstwertsteigerung zugänglich gemacht und zukünftige Entwicklungsschritte exploriert werden. Anschließend wird die Perspektive der Jugendlichen auf zukünftige Lebensabschnitte gelenkt, die die Schul- und Berufsausbildung sowie die persönliche Entwicklung betreffen. Insgesamt soll die Skizzierung des Zeitstrahls die Jugendlichen motivieren, ein Plädoyer zu schreiben. Ein Plädoyer (**AB 8**) soll ein persönliches Statement sein, in dem ein Jugendlicher aufschreibt, was ihm wichtig ist. Dabei soll die individuelle Zukunftsperspektive eine zentrale Rolle spielen. Zusätzlich kann auch notiert werden, wie er sich als Person sieht oder sehen möchte. Ziel der Sitzung ist weiterhin, dass die Jugendlichen erfahren, dass sie für ihr eigenes Recht einstehen dürfen (z. B. bezüglich der Freizeitgestaltung) und dass es tatsächlich ihre eigene Pflicht ist, ihre Zukunft zu gestalten.
Vorbereitung: Erfahrungsgemäß arbeiten Jugendliche sehr gerne mit dem Zeitstrahl (**AB 7** »Mein Zeitstrahl«). Es hat sich hilfreich erwiesen, wenn ein Coach zusätzlich den Zeitstrahl vergrößert auf eine Paket- oder Tapetenrolle aufträgt. Alternativ können Jugendliche auch mitgebrachte Fotos einkleben. Falls die Zeit in der Einzelsitzung nicht ausreicht, kann die Erarbeitung des Zeitstrahls als Hausaufgabe selbstständig weitergeführt werden.
Zeiteinteilung: Für das individuelle Coaching soll ungefähr die Hälfte der zur Verfügung stehenden Zeit der Sitzung eingeplant werden. In der verbleibenden Zeit soll die Aufgabenverteilung in der Familie wiederholt und der Zeitstrahl sowie das Plädoyer besprochen werden.

Material:
- **AB 6** »Realitäts-Check: Jeder in unserer Familie hat Aufgaben« (s. Modul 2, Abschn. 3.5)
- **AB 7** »Mein Zeitstrahl«
- **AB 8** »Mein Plädoyer«

Durchführung
Den ersten Teil der Sitzung bildet die gemeinsame Arbeit an den individuellen Wünschen und Zielen gemäß der bislang erfassten Coaching-Ziele.

Anschließend wird die Aufgabenverteilung in der Familie (**AB 6**) zur Erinnerung kurz wiederholt, damit der Einstieg in die heutige Agenda erleichtert wird. Daran anknüpfend werden die Themen des Zeitstrahls und des Plädoyers besprochen.

3

AB 7 »Mein Zeitstrahl«. Auf dem Zeitstrahl sollen alle wichtigen Lebensereignisse der Jugendlichen notiert und damit visualisiert werden mit dem Ziel, dass sie bereits einiges in ihrem Leben geschafft haben und tatsächlich stolz auf sich sein können. Gleichzeitig soll dabei deutlich werden, dass sie nun weiter an ihrer Geschichte arbeiten müssen, damit diese Lebenslinie mit weiteren Ereignissen gefüllt werden kann.

Beispielformulierungen, die das Ausfüllen des Arbeitsblatts erleichtern:
»Heute möchte ich auf dem Arbeitsblatt, aber auch auf der großen Papierrolle, mit dir einen Zeitstrahl aufmalen, um alle wichtigen Lebenspunkte von dir eintragen zu können. Dazu kannst du auch deine mitgebrachten Fotos einkleben. Es geht dabei nicht um das genaue Datum eines Ereignisses, z. B. wann du in den Kindergarten gekommen bist. Es geht mir vielmehr um wichtige Ereignisse, die du für dich aufzählen kannst, z. B. wann hast du deinen besten Freund kennengelernt, wann bist du umgezogen, wann hast du im Sportverein angefangen – also all solche Dinge, die für dich bedeutsam sind. Lass uns mal anfangen. Wir starten bei Null und wie alt werden wir eigentlich – 80 oder 100 Jahre, was meinst du? Jetzt kannst du beginnen.«

Wenn wichtige Daten notiert sind, kann das Gespräch über den noch nicht ausgefüllten Zeitstrahl weitergehen. Laden Sie die Jugendlichen ein, ihre Gedanken schweifen zu lassen:

»Was soll in deiner Zukunft geschehen, wie möchtest du deine Zukunft gestalten?« Der Coach kann unterstützen, z. B. indem er sagt: »Was wird mit 20, 30 oder 40 Jahren sein? Wie siehst du dann aus, was wirst du beruflich machen, welche Ausbildung oder Studium möchtest du beginnen, wo könntest du wohnen? Hast du mit 25 eine Freundin, wirst du heiraten und Kinder bekommen?«

AB 8 »Mein Plädoyer«. Im Anschluss an den Zeitstrahl soll ein Plädoyer des Jugendlichen besprochen werden. Das Schreiben des Plädoyers kann zu Hause erledigt werden. Vermittelt werden soll an dieser Stelle vielmehr die Idee, dass es bei einem Plädoyer um eine ganz individuelle Sichtweise geht, wie sich die Jugendlichen selbst sehen und wie ihre Zukunft aussehen könnte.

Beispielformulierung:
»Jetzt geht es um ein Plädoyer. Ein Plädoyer ist eine Art Zusammenfassung, vielleicht kennst du den Begriff aus Filmen, wenn bei Gericht am Ende eines Rechtsstreits ein Rechtsanwalt alles zusammenfasst und darlegt, wie sich seiner Meinung nach eine Sache zugetragen hat oder warum sich eine Person in bestimmter Weise verhalten hat. Ich möchte dich bitten, auch ein Plädoyer zu schreiben – nämlich für dich und deine Zukunft. Auf deiner Lebenslinie haben wir gesehen, dass du bereits ganz viele Dinge gemacht hast. Doch mich interessiert nun, wie du dich und deine Zukunft siehst.«

Hierzu ist es wichtig, dass Sie als Coach die nächsten absehbaren Entwicklungsschritte, z. B. in Bezug auf die Schule oder Ausbildung, im Blick behalten und die Dinge aufgreifen, von denen Sie wissen, dass sie für die Jugendlichen von Bedeutung sind.

Für die Jugendlichen ist das Schreiben des Plädoyers eine große Herausforderung. Daher ist es erfahrungsgemäß gut, in der Sitzung das Ausfüllen zu besprechen, aber das Schreiben als Hausaufgabe zu geben.

Im Folgenden werden beispielhafte Auszüge aus Plädoyers gezeigt.

Beispiel

Tabea

Tabea, 18 Jahre alt, wuchs bei ihrer Mutter auf (MS erkrankt), Vater Psychose, Stiefvater Ex-Soldat, zwei Halbschwestern (8 und 10 Jahre). Tabea lebt seit einem Jahr bei ihren Großeltern väterlicherseits – notgedrungen, aus Angst vor ihrem Stiefvater. Ihr Zimmer bei den Großeltern ist noch nicht fertig renoviert, ihre Großmutter stöbert in ihren Sachen. Tabea macht die Ausbildung zur Verwaltungsfachfrau. Tabeas Plädoyer umfasst vier eng beschriebene Seiten, gezeigt wird hier die erste Seite.

»Ich, Tabea, trage keine Verantwortung für meine Mutter, meine Schwestern und schon gar nicht für deren Vater. Ich habe die Verantwortung für diese Familie zwar übernommen. Es war jedoch weder meine Aufgabe noch habe ich mich darum gerissen, diese Verantwortung zu übernehmen. Mir wurde diese Aufgabe einfach zugeschoben, sodass ich es anfangs gar nicht gemerkt habe. Ich habe immer mehr Aufgaben im Haushalt übernommen oder versucht, mit meinen Schwestern für die Schule zu üben. Vor allem das Zweite hat nicht immer gut geklappt, aber in diesen Momenten habe ich immer das Bestmögliche gegeben. Es war auch gar nicht meine Aufgabe. Es ist die Aufgabe der Eltern, sich um die Kinder zu kümmern und auch den Haushalt, vielleicht auch mit Unterstützung der Kinder, zu erledigen. In dieser Situation war ich selbst noch ein Kind und v. a. war ich nicht die Erwachsene. ...«

Jonas

Jonas, 15 Jahre; seine Mutter, 45 Jahre, ist depressiv erkrankt. Jonas hat mehrere Notsituationen seiner Mutter nach ihrer Magenverkleinerung mitbekommen und erlebt, wie seine Mutter immer depressiver wurde. Er hat seiner Mutter täglich Thrombosespritzen nach ihrer OP verabreicht. Vor Kurzem erlebte er eine Panikattacke. Sein Plädoyer:

»Ich bin zuständig für meine Schule und meine Ausbildung. Ich will weiterhin mit meiner Freundin zusammen sein. Ich möchte was mit Freunden unternehmen. Für meine Familie kann ich Holz holen, Staubsaugen, mein Zimmer Aufräumen. Meine Mutter kümmert sich um ihre termine, um ihre Gesundheit. Mein Vater geht arbeiten. Meine Schwester lebt mit ihrem Freund zusammen. Ich bin für meine Gesundheit zuständig.«

Janina

Janina, 18 Jahre, hat ihr Plädoyer auf dem Flip Chart visualisiert (hier als Grafik dargestellt) und einen Text verfasst. Als sie sich mit einem Plädoyer beschäftigte, war sie im Begriff, von Zuhause auszuziehen, und befand sich in einer Ausbildung zur Chemielaborantin. Ihre Mutter (39 J.) leidet an einer Borderline-Erkrankung und einer Spielsucht. Sie hält sich mit verschiedenen Jobs über Wasser.

»Ich setze mich für mich ein!!!

Ich weiß jetzt, dass ich in meiner eigenen Wohnung leben darf mit meinen Regeln und Pflichten. Meine Mama hat ihr eigenes Haus. Wenn ich die Tür schließe, dann weiß meine Mutter jetzt, dass sie warten muss und nicht einfach in mein Leben marschieren darf und es durcheinanderbringen kann mit ihren Anforderungen und Erwartungen, die ich nicht erfüllen kann. Ich achte auf meine Bedürfnisse und Gefühle. Das gibt mir ganz viel: Glück und Zufriedenheit!«

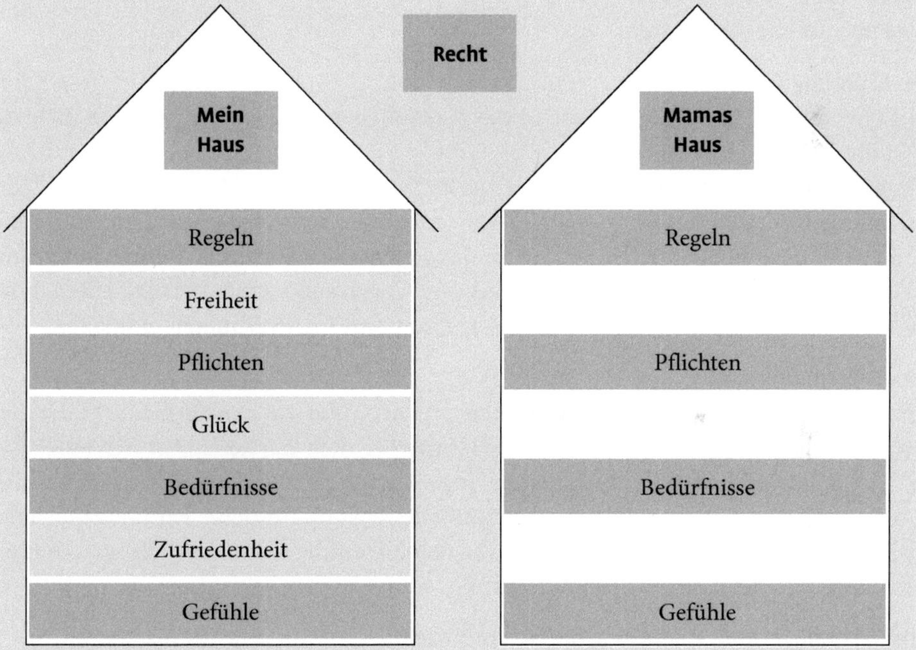

3.7 Modul 4: Individuelle Ressourcen

Zielsetzung: Die Sitzung zielt darauf ab, dass das als Hausaufgabe verfasste Plädoyer gründlich besprochen wird, da dessen Erarbeitung eine große Herausforderung für die Jugendlichen darstellt. Das Plädoyer sollte darauf hinweisen, dass die Jugendlichen eine

eigenständige Position in der Familie haben und auch einnehmen sollte. Das dürfte für viele eine neue Erfahrung sein. Ergänzend soll ein Ressourcenbaum ausgefüllt werden, um den Jugendlichen bildlich zu verdeutlichen, dass sie tatsächlich viele Ressourcen besitzen und viele notwendige Strategien bereits nutzen, wie z. B. Freunde zu treffen oder Musik zu hören, die zum Stressabbau i.S. einer Selbstfürsorge beitragen können. Ergänzend sollen zum weiteren Aufbau von sozialen Kompetenzen Aktivitäten mit Gleichaltrigen oder anderen Personen angestoßen werden (**AB 9** »Mein Ressourcenbaum«), um Jugendliche darin zu unterstützen, was Jugendliche im Allgemeinen gerne tun: gemeinsam etwas zu unternehmen.
Zeiteinteilung: Für das Coaching sollten ca. 25 Minuten vorgesehen werden, zum Besprechen des Plädoyers und für die Erarbeitung von Ressourcen und sozialen Aktivitäten ca. 20–30 Minuten.

Material:

- **AB 8** »Mein Plädoyer«
- **AB 9** »Mein Ressourcenbaum«
- **AB 10** »Soziale Aktivitäten«

Durchführung

Im Coaching-Teil der Sitzung werden die persönlichen Fragestellungen bzw. Ziele der Jugendlichen weiter besprochen.
Wiederholung AB 8 »Mein Plädoyer«. Der zweite Teil der Sitzung widmet sich dem Plädoyer, um die Überzeugung, eine eigene Position vertreten zu dürfen, zu festigen. An dieser Stelle ist es sinnvoll, die Bedeutung des Plädoyers noch einmal zu besprechen, damit die Jugendlichen die Wichtigkeit verstehen. Der Coach sollte besonders auf eine validierende Rückmeldung achten. Für diesen Abschnitt bitte ca. 15 Minuten einplanen.

Beispielformulierung:

»Heute möchte ich mit dir dein Plädoyer besprechen. Wie war das für dich, es zu schreiben? Das Plädoyer soll eine Zusammenfassung für dich darstellen, in der aufgelistet steht, dass du ein Recht hast, auch deine Dinge wie Schule und Freundschaften im Blick zu behalten und zu pflegen. Gleichzeitig weißt du, dass du für deine Familie Hilfe holen kannst. Du weißt, dass du nicht alleine für deine Familie verantwortlich bist, sondern dass du zusätzliche Ansprechpartner hast.«

Falls Jugendliche kein Plädoyer schreiben möchten

Es kann vorkommen, dass Jugendliche kein Plädoyer schreiben möchten, weil sie oftmals annehmen, nicht die richtigen Worte zu finden, oder sie scheitern beim Versuch, ihre Gefühle mit Worten auszudrücken. Manche Jugendliche berichten von einer Art Schreibhemmung und lehnen daher das Schreiben eines Plädoyers ab. Dann kann der Coach behutsam Hilfestellung geben und den Schreibprozess begleiten, indem er Ideen einbringt. Der erste Schritt könnte dann so aussehen, dass gemeinsam besprochen wird, was der Jugendliche in seinem Plädoyer sagen will, und er dann nach und nach seine Aussagen während des Gesprächs in das Arbeitsblatt einträgt.

AB 9 »Mein Ressourcenbaum«. Dieses Arbeitsblatt soll gemeinsam in der Sitzung ausgefüllt werden. Gemeinsam wird überlegt, welche Ressourcen und Strategien die Jugendlichen nutzen und in welchen konkreten Situationen sie eingesetzt werden. Hierfür bitte ca. 10–15 Minuten einplanen.

Beispielformulierung zur Einführung:
»Jetzt möchte ich mit dir über die Dinge sprechen, die dir helfen, mit Stress umzugehen, wenn du z. B. Ärger in der Familie oder in der Schule hattest. Was hilft dir dann, was unternimmst du? Lass uns mal zusammen unseren Ressourcenbaum (**AB 9**) ansehen. Wir sprechen dann von einer Ressource, wenn wir Personen oder Dinge kennen, die uns bei Stress helfen, indem sie dazu beitragen, dass wir uns wieder besser fühlen. Wenn du mit deiner Freundin deine Sorgen besprechen kannst, dann geht es dir danach sicherlich besser, stimmt das?«

AB 10 »Soziale Aktivitäten«. Für Jugendliche sind soziale Aktivitäten zentral, um mit Peers und weiteren Personen soziale Kompetenzen zu entwickeln, die ihnen für ihre weitere Zukunft helfen. Deshalb sollen gemeinsam möglicherweise auch neue Aktivitäten einbezogen werden. Vielfach nennen Jugendliche, was sie z. B. schon immer mal machen wollten oder was sie mal gemacht haben, aber mittlerweile aus verschiedenen Gründen nicht weiterverfolgen. Dabei soll das Arbeitsblatt helfen, eine Idee in kleine Schritte zu gliedern, damit die Jugendlichen eine Vorstellung davon erhalten, wie eine Realisierung ihrer Idee erfolgen kann.

Beispielformulierung:
»Lass uns mal überlegen, ob es Dinge gibt, die dir vielleicht früher Spaß gemacht haben, die du aber mittlerweile aufgegeben hast, oder Aktivitäten, die dich schon immer interessiert haben? Versuche einfach mal, alles zu nennen, was dich interessiert. Wir können diese Dinge besprechen und überlegen, wie du eine Aktivität realisieren könntest. Dazu können wir das folgende Arbeitsblatt nutzen.«

Abschließend erfolgt wie gewohnt die Zusammenfassung der Sitzung (durch Coach oder Jugendlichen) sowie ein kurzer Ausblick auf den nächsten – letzten – Termin des Präventionsprogramms.

Beispielformulierung:
»In der Sitzung haben wir über dein Plädoyer gesprochen. Daran anknüpfend haben wir überlegt, welche Personen oder Aktivitäten dir beim Stressabbau helfen. Dazu haben wir den Ressourcenbaum ausgefüllt und weiter überlegt, welche Aktivitäten du gerne unternehmen möchtest. Dein Wunsch, z. B. mit der Bahn deinen Onkel in Berlin besuchen zu können, scheint sich auch umsetzen zu lassen. Dafür drücke ich dir die Daumen. Für unsere weitere Planung müssen wir leider auch im Blick behalten, dass wir nur noch eine gemeinsame Sitzung haben werden, in der wir alles zusammentragen, was wir bislang gemacht haben. Bei der abschließenden Familiensitzung können wir dann vorstellen, was sich bislang für dich ergeben hat.«

Ein Beispiel für einen Ressourcenbaum zeigt Abbildung 3.2.

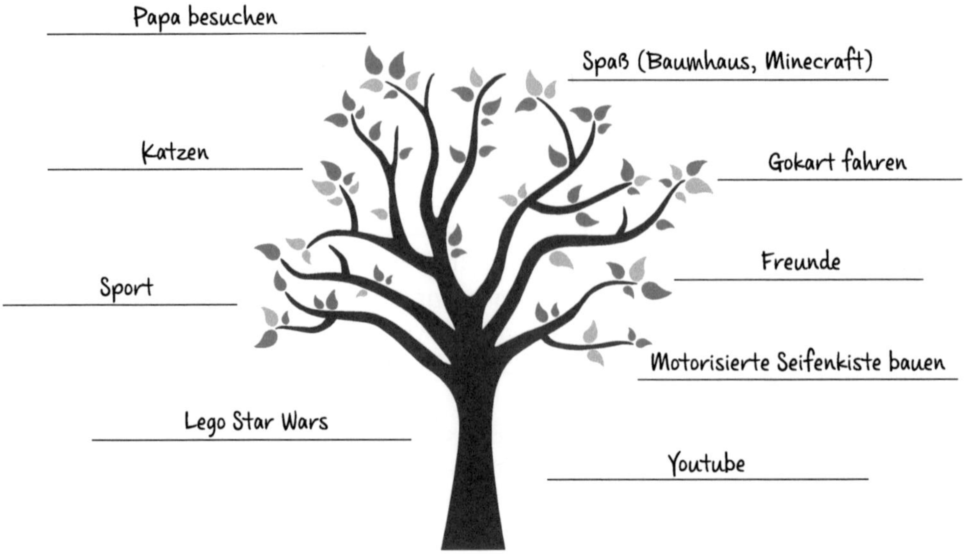

Abbildung 3.2 Ressourcenbaum von Linus, 11 Jahre

3.8 Modul 5: Resümee

Zielsetzung: Ziel dieser Sitzung ist es, die Erfahrungen der Jugendlichen zusammenzutragen und ein Resümee zu ziehen. Einerseits kann überprüft werden, inwieweit die gestellte Coaching-Frage bzw. das Ziel erreicht und gelöst werden konnte, andererseits kann erörtert werden, welche Inhalte der Module für die Jugendlichen auch in Zukunft wichtig sind und wie sie sich an diese Inhalte erinnern können. Dabei können die Jugendlichen ihre Gedanken notieren und in einem Strategie-Plan zusammenstellen. Abschließend kann erfragt werden, was in der abschließenden Familiensitzung der Familie mitgeteilt werden soll.
Zeiteinteilung: Für das Coaching empfehlen sich ca. 20 Minuten, anschließend 20–30 Minuten für die Zusammenfassung der Module einplanen.

Material:

- **AB 1** »Meine Coaching-Fragen und Wünsche« (s. erste Familiensitzung, Abschn. 3.3) Hierzu bitte zusätzlich auf dem Arbeitsblatt vermerken, ob die Aufgabe gelöst wurde und die Erwartungen der Jugendlichen eingetroffen sind.
- **AB 11** »Meine Notizen«
- **AB 12** »Mein Strategie-Plan«
- **AB 13** »Was hat sich in den vergangenen Wochen verändert?«

Durchführung

Diese Abschlusssitzung soll als Resümee dienen, in dem das Wichtigste aus den Coachingsitzungen mit den Modulen zusammengetragen wird. Nach Überprüfung, ob die

Coaching-Fragen beantwortet worden sind, bitte auf dem Arbeitsblatt vermerken, dass das Ziel und die Erwartungen des Coachings erreicht wurden.

Beispielformulierung:
»Heute haben wir unsere letzte Einzelsitzung, in der ich mit dir die wichtigsten Inhalte unserer Arbeit zusammentragen möchte. Beginnen möchte ich – wie immer – mit Zeit für deine aktuelle Situation. Anschließend möchte ich mit dir darüber sprechen, was du insgesamt durch die Arbeit mit den Arbeitsblättern für dich erreichen konntest. Magst du mal erzählen, inwieweit sich deine ursprünglichen Coaching-Fragen gelöst haben und Ziele sowie Wünsche erreicht werden konnten? Wir können dazu unser erstes Arbeitsblatt nehmen und eintragen, was erreicht werden konnte. Jetzt lass uns zusammen deine Arbeitsblätter in deinem Ordner ansehen und überlegen, was für dich dabei besonders wichtig war. Wenn du dir jetzt das erste Arbeitsblatt ansiehst, was war für dich hier das Wichtigste? Was war für dich beim zweiten, dritten … bis letzten Arbeits- oder Infoblatt bedeutsam? Was hast du dabei Wichtiges erfahren?

Da wir nun als nächstes eine abschließende Familiensitzung haben werden, in der alle deine Familienmitglieder zusammenkommen, möchte ich mit dir absprechen, ob es aus deiner Sicht etwas gibt, das du mit deiner Familie besprechen möchtest?«

Abschluss der Sitzung
»Wenn wir jetzt insgesamt zusammenfassen, was wir während der letzten Wochen bis heute – angefangen von der ersten Familiensitzung bis zu deinen Einzelsitzungen – besprochen haben, dann denke ich, dass wir ganz viele Dinge klären konnten. Wir können deine Gedanken auf dem Arbeitsblatt ›Meine Notizen‹ (**AB 11**) aufschreiben. Insgesamt ist es mir besonders wichtig gewesen, deine Coaching-Fragen zu beantworten, was wir auch gut gemeistert haben. Auch die Themen der Arbeitsblätter haben viele Gespräche in Gang gebracht, sodass ich auch hierzu denke, dass du viel mitnehmen konntest. Dazu möchte ich mit dir deinen Strategie-Plan erstellen. Auf diesem Plan kannst du deine wichtigen Tipps notieren (**AB 12** ›Mein Strategie-Plan‹). Abschließend konnten wir die nächste Familiensitzung vorbereiten (**AB 13** ›Was hat sich in den vergangenen Wochen verändert?‹). Gibt es noch etwas, das du ansprechen möchtest?«

3.9 Zweite Familiensitzung

Zielsetzung: In der zweiten Familiensitzung können sich alle Familienmitglieder wieder zusammensetzen und ein Resümee ziehen über die Dinge, die während des Programms gut liefen. Dabei können alle Themen angesprochen werden, auch die, die noch offen sind oder in Kürze anstehen, wie z. B. eine Rehabilitationsmaßnahme. Außerdem kann überlegt werden, ob die Familie weiterhin einen Unterstützungsbedarf sieht, und es kann ggf. besprochen werden, welche Schritte hierfür erforderlich sind.
Vorbereitung: Alle Familienmitglieder sollen eingeladen werden.
Zeiteinteilung: Bitte ca. 50 Minuten für diese zweite Familiensitzung einplanen.

Material:

▶ **AB 13** »Was hat sich in den vergangenen Wochen verändert?«

Ziel des zweiten Familiengesprächs ist es, dass alle Familienmitglieder auf dem Arbeitsblatt notieren können, was sich aus ihrer jeweiligen Sicht verändert hat. Hier sollte auch notiert werden, wo noch Veränderungsbedarf besteht. Der Coach leitet die gesamte Sitzung und bezieht jedes Familienmitglied der Reihe nach einzeln ein, indem er zuerst beschreibt, was sich aus seiner Sicht bisher für den Jugendlichen und ggf. für die gesamte Familie ergeben hat. Wichtig ist dabei, freundlich und bestimmt zusammenzufassen und die Zukunft der Familie im Blick zu behalten ggf. nachzufragen und Einzelheiten konkret an Beispielen festzumachen. Falls einzelne Familienmitglieder abschweifen oder gar ihre Zukunft negativ beschreiben oder katastrophisieren, ist eine direktive Leitung der Sitzung durch den Coach erforderlich. Diese abschließende Sitzung hängt von einer guten Vorbereitung ab, inwieweit der Coach über die aktuellen Schwierigkeiten (z. B. regelmäßiges Kochen) oder zukünftige Veränderungen in der Familie informiert ist, z. B. ob eine Rehabilitationsmaßnahme in Anspruch genommen wird und damit die Versorgung der Kinder thematisiert werden soll.

Bespielformulierungen:

»Herzlichen Dank, dass Sie alle gekommen sind. Die erste Familiensitzung hatte ja vor xx Wochen stattgefunden. Damals hatten wir über Ihr Erkrankungsbild, Frau / Herr …, gesprochen, nämlich über das Thema Depression. Mittlerweile hat Ihr Sohn fünf Einzelsitzungen erhalten. Daher möchte ich heute von Ihnen erfahren, was sich für Sie als Familie in der Zwischenzeit getan hat. Als Gesprächsregel soll für alle gelten, dass alle Familienmitglieder zu Wort kommen sollen und das sagen können, was Ihnen wichtig ist. Wie ist das bei Ihnen, Frau / Herr …, was hat sich für Sie in den letzten Wochen getan? Gibt es etwas, was Sie verändern möchten? Was lief gut in der Familie, was weniger gut?«

Dann weiter (dem / der Partner:in zugewandt): »Wie ist das bei Ihnen, wie sehen Sie das?« Alle Familienmitglieder nacheinander befragen, welche positiven und oder negativen Dinge sie sehen. Dabei sollen die Dinge zur Sprache kommen, die sich verändert haben.

»Wenn wir uns jetzt dieses Arbeitsblatt ansehen, dann können wir alle, so glaube ich, gut erkennen, dass alle Familienmitglieder zwar durchaus auch etwas Positives über die Familie berichten können, doch auch Negatives (konkretes Beispiel benennen), z. B. in Bezug auf die Haushaltsführung. Hiermit scheinen alle irgendwie unzufrieden. Lassen Sie uns bitte gemeinsam überlegen, wie wir das ändern könnten.

Weiter möchte ich auf die zukünftigen Aufgaben, die Ihre Familie bewältigen muss, zu sprechen kommen. Welche Dinge stehen aus Ihrer Sicht an?

Abschließend möchte ich jetzt besprechen, inwieweit Sie glauben, weitere Unterstützung zu benötigen? Wie ist Ihre Einschätzung: Glauben Sie, Sie brauchen Hilfe, um zukünftige Dinge in der Familie zu regeln? Wie ist das bei Ihnen, Frau …, Herr … und euch Kindern?«

An dieser Stelle werden immer wieder Schwierigkeiten zu Erziehungsfragen oder Probleme bei der Haushaltsführung genannt. Geben Sie der Familie Sicherheit und bestärken Sie sie darin, dass sie sich bereits viele Lösungen für schwierige Situationen erarbeitet hat. Bieten Sie auf jeden Fall die Möglichkeit an, mit Ihnen Kontakt aufnehmen zu dürfen, falls doch weiterer Gesprächs- oder Hilfebedarf bestehen sollte.

Jedes Familienmitglied soll dabei zu Wort kommen und seine Einschätzung abgeben.

Abschluss der Sitzung
Die Familie wird dann, verbunden mit dem Dank für die Teilnahme, verabschiedet. Dabei wird nochmals betont, dass sich die Familie bei Bedarf melden darf, v. a. der Jugendliche seinen Coach ansprechen darf bzw. eine Nachricht schicken oder einfach per Telefon Kontakt aufnehmen kann. Es empfiehlt sich, schon jetzt einen Termin für die Refreshing-Sitzung zu vereinbaren. An diesen wird kurz vor dem Termin nochmals erinnert, verbunden mit der Bitte, den Coaching-Ordner zur Sitzung mitzubringen.

3.10 Auffrischungssitzung

Zielsetzung: Einem Monat nach Ende des Präventionsprogramms ist eine Auffrischungssitzung empfehlenswert. Hier können die aktuelle Situation sowie familiäre Veränderungen besprochen werden, die für die Jugendlichen evtl. neue Herausforderungen mit sich bringen. Die Jugendlichen sollen zu dieser Sitzung den Ordner mit den Arbeitsblättern mitbringen, um das bisher Erarbeitete zur Hand zu haben und als Erinnerungsstütze oder für zukünftiges Handeln griffbereit zu haben. Vielleicht möchten die Jugendlichen auch selbst die letzte Sitzung (oder einen Teil davon) gestalten. Bitte denken Sie an ein kleines Abschiedsgeschenk, z. B. in Form einer Urkunde. Als zentrale »Take home message« soll den Jugendlichen mitgegeben werden: »Ich kann mir helfen, ich habe Ansprechpartner:innen, die ich zu Rate ziehen kann. Für schwierige Situationen habe ich einen Krisenplan und einen Strategie-Plan.«
Zeitplanung: Bitte ca. 40 bis 50 Minuten für diese Einzelsitzung mit dem Jugendlichen einplanen.

Durchführung
Erkundigen Sie sich nach dem Befinden der Jugendlichen und wie der vergangene Monat seit Abschluss des Programms für sie verlaufen ist. Wie ist die Situation zu Hause und in der Schule? Ist es gelungen, Erfahrungen aus dem Coaching im Alltag umzusetzen? Wichtig ist auch, nach familiären Veränderungen zu fragen. Diese können mit neuen Herausforderungen für die Jugendlichen verbunden sein. Wiederholen Sie gemeinsam die Inhalte der Einzelsitzungen, berücksichtigen Sie dabei evtl. besonders die Punkte, die die Jugendlichen als neu oder schwierig hervorgehoben haben, und beziehen Sie die relevanten Inhalte darauf.

Abschluss der Sitzung
Zur Verabschiedung können Sie überlegen, ob Sie den Jugendlichen eine Urkunde oder ein kleines Präsent überreichen möchten, das symbolisch für die gemeinsame Zeit steht.

4 Zusätzliches Arbeitsmaterial

Für die Einzelsitzungen mit den Jugendlichen können ergänzend einige Arbeitsblätter eingesetzt werden, die häufig auftretende Zielsetzungen oder Problemlagen bei Jugendlichen mit psychisch kranken Eltern betreffen. Die beigefügten Themen und Arbeitsblätter können auch variabel je nach Bedarf in andere Module eingefügt werden. In der Praxis hat sich gezeigt, dass z. B. das Thema Emotionen bzw. die Emotionsregulation für die Jugendlichen von besonderer Bedeutung ist. Diese Arbeitsblätter können ein Gespräch über den Umgang mit Gefühlen erleichtern.

Je nach Bedarf können diese Themen anhand der Arbeitsblätter vertieft werden.
(1) Wahrnehmen und Zulassen von Emotionen (**AB 14** »Gefühle in Worte fassen«**, AB 15** »Chaos im Kopf« und **AB 16** »Trainingsrunde: Gefühle und Gedanken«)
(2) Umgang mit Verlust und Tod eines Elternteils (**AB 17** »Trauer und Verlust«)
(3) Suizidversuch des erkrankten Elternteils (**AB 18** »Suizidversuch«)
(4) Erstellen eines Krisenplans (**AB 19** »Mein Krisenplan«)
(5) Eltern-Kind-Bild – Wie wünsche ich mir meine Familie (**AB 20** »Meine Familie«)

4.1 Wahrnehmen und Zulassen von Emotionen

Ziel
Grundsätzlich ist es wichtig, den Jugendlichen zu vermitteln, dass alle Gefühle zunächst wichtig und berechtigt sind. Manche sprechen aufgrund der elterlichen Erkrankung kaum über ihre Emotionen, weil sie glauben, Wut und Ärger seien Empfindungen, die keinen Platz in der Familie haben, wenn z. B. eine psychisch erkrankte Mutter traurig auf dem Sofa liegt. Daher ist es wichtig, Emotionen gezielt anzusprechen. Das Ziel ist hier, dass die Jugendlichen (wieder) einen Zugang zu ihren Emotionen finden bzw. wieder zulassen. Dabei kann ein Gespräch initiiert werden, indem ein möglichst entspannter Umgang möglich ist. Das ist sicherlich insgesamt ein großes Ziel, doch an dieser Stelle geht es um das Anstoßen von bereits vorhandenen Kompetenzen, die wieder genutzt werden können. Natürlich wissen die Jugendlichen, dass wir alle Emotionen haben,

doch der Punkt hier ist, dass sie erfahren, dass sie diese Gefühle auch zeigen und nutzen dürfen. Wir alle haben Emotionen, und zwar ganz unterschiedliche in verschiedenen Momenten, und über diese Emotionen dürfen alle auch sprechen – auch ein Jugendlicher mit einem psychisch erkrankten Elternteil. Darüber hinaus sollen die Jugendlichen erkennen, dass Emotionen ganz hilfreich und ungefährlich sind. Da das Thema Wahrnehmen und Zulassen von Emotionen facettenreich ist, wurden drei sequenziell zu bearbeitende Arbeitsblätter entwickelt. Die **Arbeitsblätter 14** »Gefühle in Worte fassen« (Beispiel s. Abb. 4.1), **AB 15** »Chaos im Kopf« sowie **AB 16** »Trainingsrunde: Gefühle und Gedanken« können zur Arbeit mit Emotionen eingesetzt und in der Sitzung gemeinsam nach und nach ausgefüllt werden, indem der Coach mit einer Frage beginnt, wie in den folgenden Beispielformulierungen angegeben:

- »Lass uns mal über Gefühle sprechen. Welche Gefühle, die auch Emotionen genannt werden, kennst du?«
- »Lass uns mal gemeinsam überlegen, welche Gefühle gibt es?«
- »Kannst du dir vorstellen, wozu wir Gefühle haben? Sind Gefühle sinnvoll oder unnütz?«
- »Kannst du dir eine Situation vorstellen, in der Gefühle wichtig sind?«
- »Ein Beispiel: Stell dir vor, auf dem Nachhauseweg steht plötzlich ein Bär auf dem Gehweg. Was machst du? Welche Gefühle hast du beim Anblick des Bären?«

Trauer	**Wut**	**Angst**	**Freude**
Hektik, Fassungslosigkeit	zurückziehen	schweißnasse Hände	Bewegungsdrang
hyperventilieren	laut werden, sagen, was mir nicht passt	Aufregung, aufmerksam	ständig lächeln
Fragen stellen, nachdenken	böse gucken, Augenbrauen zusammenziehen	langsamer Puls	rote Wangen, schneller Puls
in sich kehren, Ruhe, weinen	schneller Puls, höherer Blutdruck	Schwindel, unkonzentriert	gesteigerte Motivation

Abbildung 4.1 Ausschnitt aus **AB 14** »Gefühle in Worte fassen«

4.2 Umgang mit Verlust und Tod eines Elternteils

Ziel

Tod und Verlust eines Menschen zählen zu den schwierigsten Ereignissen in einem Leben, insbesondere wenn nahe Angehörige sterben. Viele Erwachsene erleben sich dabei selbst als hilflos und besprechen sich eher mit anderen erwachsenen Familienmitgliedern oder Freunden und vermeiden das Gespräch mit ihren Kindern. Kinder bzw. Jugendliche erfahren insgesamt eher wenig über den Umgang mit Trauer, fühlen sich damit überfordert, sind von eigenen Emotionen überschwemmt oder versuchen, diese zu verdrängen und machen sich darüber Gedanken, wie sie sich verhalten sollen. Daher sollen die Jugendlichen, die einen Elternteil oder eine andere vertraute Person verloren haben, im Coaching über den Tod und die damit verbundenen Gefühlen sprechen können, wenn sie das möchten. Manchmal gelingt es im Gespräch mit einem Jugendlichen erst nach und nach, über den Tod zu sprechen. Es ist die Aufgabe eines Coachs, sich diesem Gesprächsthema sehr feinfühlig und behutsam zu nähern. Manche Jugendliche, die sich beim Thema Tod eine gewisse Sprachlosigkeit angewöhnt haben, können sich nur langsam an dieses Thema heranwagen. Das **AB 17** »Trauer und Verlust« unterstützt den Umgang damit.

Jugendliche, deren Elternteil vor langer Zeit verstorben ist

Häufig gewöhnen sich der verbliebene Elternteil und die Jugendlichen bzw. andere Familienmitglieder (jüngere Kinder) an, das Gespräch über den verstorbenen Elternteil zu vermeiden. Eine häufige Folge ist, dass manche Jugendliche nichts über eine verstorbene Person aus ihrer Familie wissen. Vielfach glauben sie, dass sie dieses Thema nicht ansprechen dürfen, oder sie haben die Erfahrung gemacht, dass Erwachsene nicht mit ihnen über Verstorbene sprechen, und sie schließen daraus, dass es besser sei, gar nicht über Tod und Trauer zu sprechen. An dieser Stelle ist es sinnvoll (wenn Sie als Coach in der Sitzung dazu beauftragt werden), mit dem zur Verfügung stehenden Elternteil zu sprechen und darauf hinzuarbeiten, dass der betreffende Jugendliche mehr über die verstorbene Person erfahren kann und der Elternteil Fragen zur ihr beantwortet. Als Coach geht es darum, Gespräche über den Verstorbenen in Gang zu bringen oder herauszufinden, warum nicht über diesen Menschen gesprochen werden darf. Falls nötig, kann dem Elternteil ein Beratungstermin angeboten werden, in dem seine Schwierigkeiten im Umgang mit dem Tod angesprochen werden können und exploriert wird, wie das Gespräch mit dem Jugendlichen gut aufgegriffen werden kann. Dabei kann ggf. auch an eine Weiterleitung an eine:n Psychotherapeut:in für den Elternteil gedacht werden, denn ein Coach ist ausschließlich für den Jugendlichen da.

Wichtig

Die Jugendlichen müssen immer vorab um Erlaubnis gefragt werden, wenn Sie als Coach mit einem Elternteil sprechen möchten, und nur falls das gewünscht wird, können Sie an dieser Stelle tätig werden.

4.3 Suizidversuch / Suizid eines erkrankten Elternteils

Ziel

Leider sind Familien und ihre Kinder / Jugendlichen immer wieder mit Äußerungen eines psychisch erkrankten Elternteils konfrontiert, in denen dieser zum Ausdruck bringt, nicht mehr leben zu wollen. In einer solchen Situation sind i. d. R. alle Familienmitglieder überfordert. Deshalb ist es für alle wichtig, dass jeder weiß, wie er sich in einer akuten Krisensituation verhalten soll, nämlich, dass die Polizei verständigt werden muss. In einer akuten Notsituation muss allen Familienmitgliedern klar sein, dass eine Kaskade familiärer Benachrichtigungen (einer ruft den anderen an usw.) nicht weiterhilft. Es ist die Aufgabe des Coachs, falls eine solche Krisensituation im Vorfeld besprochen werden kann, dass alle Familienmitglieder wissen, dass in akuter Krisensituation immer die Polizei benachrichtigt werden soll. In Fällen, in denen Suizidgedanken und Äußerungen von einem erkrankten Elternteil immer wieder in Gegenwart von den Familienmitgliedern, insbesondere in Anwesenheit der Kinder und Jugendlichen, gemacht werden, sollte der Coach das Suizidthema direkt ansprechen. Dabei ist sorgfältig darauf zu achten, keine Panik oder ein Gefühl von Hilflosigkeit bei den Jugendlichen auszulösen. Es geht vielmehr darum, aufzuklären und zu informieren. Im Gespräch sollten die Befürchtungen und Ängste eines Jugendlichen direkt aufgegriffen werden. Zugleich dürfen Wut und Enttäuschung eines Jugendlichen über die suizidalen Absichten des Elternteils zum Ausdruck kommen. Zur Erklärung für Jugendliche, warum ein Elternteil möglicherweise einen Suizidversuch unternehmen könnte oder bereits unternommen hat, kann das **AB 18** »Suizidversuch« und, um einer Krisensituation vorzubeugen, **AB 19** »Mein Krisenplan« verwendet werden.

Beispielformulierungen:

»Ich möchte mit dir über das Thema Suizid / Suizidversuch sprechen, ist das für dich in Ordnung? Falls du das nicht möchtest, dann sag' Bescheid.«

Falls Jugendliche das Thema Suizidversuch nicht besprechen möchten, dann bitte verständnisvoll reagieren. Beispielsweise: »Wir müssen dieses Thema jetzt nicht besprechen, wenn du das nicht möchtest. Wir machen das in deinem Rhythmus. Lass mich wissen, wenn du soweit bist.«

Falls das Thema Suizid / Suizidversuch angesprochen werden darf, könnte der Coach wie folgt vorgehen:

»Leider gibt es Erkrankungen, bei denen jemand sagt, dass er nicht mehr leben will. Hast du das schon mal mitbekommen?

Hast du schon mal mitbekommen, dass dein Vater / deine Mutter schon mal gesagt hat, dass er / sie sich umbringen möchte?«

Bei einer Person, die bereits über einen langen Zeitraum mit schweren depressiven Symptomen zu kämpfen hat, sind die Symptome wie Traurigsein und Freudlosigkeit besonders stark. Zusätzlich tauchen immer wieder belastende Gedanken auf wie ›Ich kann nicht mehr, mir ist alles egal, das wird nie besser, ich will nicht mehr leben.‹ Hinzu kommen negative Gefühle, sodass sich dieser Mensch noch schlechter fühlt. Dann kann es sein, dass er eine blöde Idee hat, wie: ›Ich springe aus dem Fenster oder ich laufe vor einen Zug, dann muss ich über nichts mehr nachdenken.‹ Leider kann jemand, der so schwer erkrankt ist, dann gar nicht mehr klar und richtig denken, sondern handelt aus dem Moment heraus. Eine so schwere Erkrankung kann also eine Person zu einer Tat verleiten, die gar nicht durchdacht werden konnte. Dennoch lässt es sich oft nicht genau sagen, was eine Person gedacht hat und warum sie versucht hat, sich umzubringen. Wir können nicht immer eine Antwort auf eine Frage finden. Letztlich können wir das Geschehene nur akzeptieren. Ich nehme jedoch an, dass sich deine Mutter / dein Vater in einer ausweglosen Situation befunden haben muss und sie / er keine Lösung für sich finden konnte. Das tut mir sehr leid für dich. Jeder Mensch hat immer eine persönliche, eigene Geschichte, die wir nicht verändern können. Vielleicht spricht deine erkrankte Mutter / Vater eines Tages darüber und erklärt ihr Verhalten.«

4.4 Erstellen eines Notfallplans für eine psychische Krise eines Elternteils

Jugendliche, die in der Angst leben, ihr erkrankter Elternteil könnte ohne Vorwarnung in die Klinik gehen oder eingewiesen werden, sollten vom Coach auf eine solche Situation vorbereitet werden. Dazu eignet es sich, gemeinsam mit allen Familienmitgliedern einen Notfallplan zu erstellen, auf dem vermerkt wird, dass ein Jugendlicher in einer akuten Krisensituation die Polizei verständigt und wie er über Veränderungen, die den erkrankten Elternteil betreffen, informiert wird. Meistens möchten Jugendliche nicht einfach über ihr Handy benachrichtigt werden, sondern eine vertraute Person sprechen, die über Einzelheiten der Situation Bescheid weiß. Es ist wichtig, die Eltern darüber zu informieren. Außerdem sollte geklärt werden, wer den Jugendlichen während der Zeit des Klinikaufenthalts betreut bzw. wo er sich aufhalten kann, ohne seinen Schulalltag und seine Freizeitaktivitäten zu vernachlässigen. Wichtig ist zu erarbeiten, welche Personen, Aktivitäten oder Dinge ihm helfen könnten und tröstlich bzw. bestärkend für ihn sind. Hierzu kann das **AB 19** »Mein Krisenplan« als Vorlage genutzt werden, um einen individuellen Notfallplan zu erstellen.

4.5 Eltern-Kind-Bild – Vorstellung und Realität – Wie soll meine Familie sein?

Ziel

An dieser Stelle wird ein Thema angesprochen, das alle Kinder und Jugendlichen sowie alle Familienmitglieder gleichermaßen beschäftigt. Vom ersten Treffen an in einer Familiensitzung und in den Einzelsitzungen geht es übergeordnet um das Familien-Thema: Wie soll meine Familie sein? Daher ist es die Aufgabe im Coaching, immer dann das Thema nochmals gesondert anzusprechen, wenn deutlich wird, dass Jugendliche ein Idealbild einer Familie entwickelt haben, das von der Realität stark abweicht. Wir alle haben Vorstellungen oder zumindest ein Bild im Kopf, wie eine Familie sein soll. Meistens steht dieses Bild für eine glückliche Familie ohne Sorgen. Wenn ein Familienmitglied krank ist – sei es aufgrund einer psychischen oder körperlichen Erkrankung –, dann kann es sein, dass bestimmte familiäre Routinen oder Abläufe verändert sind. Das ist an sich nicht schlimm, denn auch trotz einer elterlichen Erkrankung steht eines immer fest: Kinder lieben ihre Eltern, mit oder ohne Erkrankung. Deshalb ist für die gesamte Familie wichtig, offen und ehrlich miteinander zu reden und zu besprechen, warum in einer Familie etwas so ist, wie es ist, denn dann können Jugendliche ihren Platz bzw. ihre Position innerhalb einer Familie leichter finden und definieren. Dann können sich Jugendliche mit der gegebenen familiären Situation altersgemäß auseinandersetzen und sich selbst eine eigene Meinung bilden. Da eine Eltern-Kind-Beziehung immer wieder neu besprochen werden muss – das liegt in der Natur des Themas, ob mit 13, 25 oder 35 Jahren –, kann hier nur ein Anstoß bzw. Impuls für eine inhaltliche Auseinandersetzung geben werden. Es wäre vermessen, für eine Familie eine vollständige Lösung der Frage »Wie sind Eltern in unserer Vorstellung und wie passt das mit der Realität der Familie zusammen?« zu geben. Unterstützend für die Bearbeitung dieses Thema in der Sitzung kann **AB 20** »Meine Familie« verwendet werden.

Beispielformulierung:
»Wir alle, egal ob Kinder, Jugendliche oder Erwachsene, haben eine Vorstellung, eine Art Bild im Kopf, wie eine Familie sein sollte. Wie ist das bei dir?

In Kinderbüchern sind oft Familien mit Vater-Mutter-Kind gezeichnet, die glücklich zusammenleben. Jeder hat so ein Bild oder so eine Vorstellung, du auch? Im wirklichen Alltagsleben einer Familie ist das oft nicht ganz so zu finden, denn da kann es vorkommen, dass Eltern und Kinder streiten, sich anschreien oder einfach nicht miteinander sprechen und sich nicht liebevoll verhalten. Kennst du das?

Oftmals geht es um eine Vorstellung, wie Eltern und ihre Kinder sein sollen. Jedoch ist eine Familie nicht immer so, wie wir uns das vorstellen. Ehrlich gesagt, passiert das eigentlich ganz oft: In unserer Vorstellung haben wir ein etwas anderes Idealbild als das, was wir in der Realität vorfinden. Das ist ganz normal. Wir alle müssen lernen, mit dem zu leben, auch wenn wir uns manchmal Dinge anders vorstellen oder etwas anderes wünschen. Deshalb ist es wichtig, dass eine Familie miteinander im Gespräch bleibt und einen Weg findet, miteinander gut umzugehen, indem wir versuchen, einander zuzuhören, offen und ehrlich sind, einander wertschätzend behandeln etc. Wir können nicht erwarten, dass alle in der Familie den anderen in jeder Sekunde sofort und immer verstehen, doch wir können versuchen, Dinge so zu machen, dass sie für uns und den anderen gut sind. Ich weiß, dass ist ganz schön schwierig. Ich versuche es auch immer wieder selbst, manchmal gelingt es mir und manchmal bin ich nicht so gut darin. Dann ist das eben so.

Lass uns mal das Arbeitsblatt (**AB 20**) ansehen. Wie möchtest du sein? Möchtest du dich in einer bestimmten Weise verhalten? Wie? Und wie sollen die anderen Familienmitglieder sein? Gibt es in deiner Familie Regeln? Das können wir dann direkt in den offenen Kästchen notieren.«

5 Kleine Kinder: Besonderheiten

Im Rahmen der angebotenen Beratungsstunden äußerten Eltern vielfach den Wunsch, ihre kleinen Kinder (5–12 Jahre) über ihre psychische elterliche Erkrankung aufzuklären. Die Forschung unterstreicht die Bedeutsamkeit von Psychoedukation für Kinder von psychisch erkrankten Eltern. In dem familienbasierten Interventionsprogramm (family talk) von Beardslee (Pihkala & Johansson, 2008), das auf eine Verbesserung der Kommunikation in den Familien mit Kindern abzielt, konnten Effekte für die Familien bestätigt werden (Mulligan et al., 2021). Qualitative Interviews wiesen nach, dass ein Einbeziehen der Kinder nicht nur zu mehr Offenheit und Entspannung in der Familie beiträgt und sich Kinder wohler in der Familie fühlen, sondern auch, dass sich Beziehungen innerhalb von Partnerschaften verbesserten. Weiter konnte eine Verringerung von Stigmatisierung erreicht werden. Gleichzeitig erlebten sich Kinder in der Familie gehört und gesehen, sodass sie leichter über ihre Bedürfnisse sprechen konnten (Mulligan et al., 2021). Zudem belegen Metaanalysen die Wirksamkeit von Interventionen, die die gesamte Familie einbeziehen (Thanhäuser et al., 2017; Siegenthaler et al., 2012; Lannes et al., 2021). Weiter hat die Forschung gezeigt, dass sich Kinder im Alltagsleben gerne für ihren erkrankten Elternteil einbringen und helfen möchten. Dabei nehmen sich Kinder oftmals zurück und erledigen z. B. Hausaufgaben spät abends oder verzichten auf Treffen mit Gleichaltrigen. Gleichzeitig entsteht bei den Eltern und den unterstützenden Personen der Wunsch, Kinder vor zu viel Engagement und einem Gefühl, sich ständig einbringen zu wollen, zu beschützen (Gladstone et al., 2011; Mattejat & Remschmidt, 2008).

Eine **Zielsetzung** im Rahmen von »YourCoach« ist es, die Kommunikation in einer Familie zu fördern und Kinder psychoedukativ aufzuklären, um mögliche Ängste oder Unsicherheiten bei Kindern begegnen zu können. Dabei können Kinder die Fragen einbringen, die sie gerade beschäftigen. Dazu ist ein **Vorgespräch** mit dem erkrankten Elternteil – wie bei den Jugendlichen – sinnvoll (s. Abschn. 3.2). Ein anschließendes Familiengespräch unter Einbezug der Kinder können ein bis zwei Sitzungen umfassen.
Zeitplanung: 50 Min.

Vorbereitung:

- **INFO 1** »Welche Erkrankungen kennst du?«
- Flip-Chart oder Poster
- Softball
- Alternativ: Tischkicker
- **AB 14** »Gefühle in Worte fassen«
- **AB 15** »Chaos im Kopf«
- **AB 16** »Trainingsrunde: Gefühle und Gedanken«

- ▶ **AB 19** »Mein Krisenplan«
- ▶ **AB 21** »Unsere Familie ist ein Fußball-Team«
- ▶ Ordner für die Arbeitsblätter

Durchführung

Für die Durchführung eines Familiengesprächs ist ein kindgerechter Raum mit verschiedenen Spielmöglichkeit sinnvoll, damit sich das Kind bei Bedarf abwenden kann und etwas zum Spielen vorfindet. Nützlich sind altersgerechte Materialien wie Stifte, Papier oder Stofftiere. In der Familiensitzung kann es hilfreich sein, die Dauer an die Aufmerksamkeitsspanne des Kindes anzupassen und ggf. nach 30 Min. die Sitzung zu beenden. Oftmals sind aber auch längere Gespräche möglich, wenn sich die gesamte Familie an einer Spielsequenz beteiligt. Dementsprechend können Sie als Coach auf bekannte Spiele, die Sie im Vorgespräch erfahren haben, zurückgreifen.

Beginn

Zu Beginn eines Gesprächs stehen Informationen über Symptome und Verlauf und ggf. Dauer einer psychischen elterlichen Erkrankung im Vordergrund. Auch die unterschiedlichen Behandlungsmaßnahmen dürfen besprochen werden. Damit Kinder eine genaue Vorstellung entwickeln können, ist es sinnvoll – gemäß des Arbeitsblatts 1 –, auf einem Flip-Chart einerseits Symptome einer körperlichen Erkrankung (z. B. Erkältung), andererseits Symptome der elterlichen Erkrankung zu notieren (ggf. mit Symbolen zur Visualisierung). Hilfreich für das Kind ist es, wenn der erkrankte Elternteil von seinem Erleben bzw. Symptomen spricht. Dabei kann das Kind ergänzen, welche Aspekte es bereits kennt. Wichtig erscheint uns, dass Kinder erfahren, was sich durch die Erkrankung in ihrem Zuhause verändert. Zur Erklärung eignet sich das **Arbeitsblatt 21** »Unsere Familie ist ein Fußball-Team«. Anhand von Seite 1 wird eine Geschichte entwickelt, bei der die Familienmitglieder eine Fußballmannschaft bilden und die verschiedenen Positionen (Stürmer, Mittelfeld, Torwart etc.) auf einem Platz besetzen. Die Idee dabei ist, dass bei einem Match leider auch Verletzungen passieren können und ein:e Fußballspieler:in in die Spielerkabine muss und möglicherweise für Wochen nicht mehr an Spielen teilnehmen kann. Übertragen heißt das, dass das erkrankte Elternteil nach einer Auszeit (Klinikaufenthalt) wieder in die Familie zurückkehrt. Jedes Familienmitglied soll für sich überlegen, welche Position er oder sie einnehmen möchte. Dazu soll Seite 2 des Arbeitsblatts genutzt werden, auf dem jedes Familienmitglied sich in das Fußballfeld einträgt oder Spielfiguren auf das Feld stellt. Dann wird gespielt, bis sich ein:e Spieler:in verletzt und, bis zur Gesundung, in die Kabine muss. Alternativ kann ein Tischkicker eingesetzt werden. Zusätzlich ist es für die Kinder erleichternd zu erfahren, dass ggf. eine Haushaltshilfe oder eine Familienhilfe für die nächsten Monate in die Familie kommt oder dass ein:e Nachbar:in sowie Großeltern Bescheid wissen und jederzeit für die Kinder ansprechbar sind. Ergänzend kann vereinbart werden, dass z. B. Telefonnummern von Ansprechpartner:innen auf dem Kühlschrank angebracht werden. Hierfür können Sie gerne das **AB 19** »Mein Krisenplan« nutzen und dort wichtige Kontakte für das Kind notieren. Gleichzeitig kann im Anschluss geplant werden, welche gemeinsamen Aktivitäten in der Familie realistisch sind. Dabei werden die Wünsche und Ideen der Kinder aktiv aufgegriffen, sodass alle Familienmitglieder einbezogen werden. Manchmal eignen sich auch die Arbeitsblätter zu den Gefühlen (**AB 14, 15, 16**).

Zum Abschluss

Die letzten 15 Minuten können genutzt werden, um die Ergebnisse der Sitzungen zusammenzufassen und den Kindern ihre Ordner mit den Arbeitsblättern aus den Sitzungen zu überreichen. Abschließend können noch offene Fragen beantwortet werden und dann bietet es sich an, dass alle gemeinsam ein Runde Fußball mit einem Softball spielen oder jedes andere Spiel, das sich ein Kind aussucht.

6 Studienergebnisse

Das vorliegende Präventionsprogramm »YourCoach« wurde im Rahmen eines Forschungsprojekts in einer Klinik für Psychiatrie und Psychotherapie angeboten. Dabei erhielten alle Eltern mit minderjährigen Kindern während ihres Klinikaufenthalts die Möglichkeit, an einer Beratungsstunde teilzunehmen, die von einer Arbeitsgruppe des regionalen Versorgungssystems vorgestellt wurde. Um einen Einblick in das gesamte Projekt zu geben, werden im Folgenden ein Überblick über die Gesamterhebungen der teilnehmenden Familien gegeben sowie zentrale Befunde vorgestellt. Dann werden Befunde der Abschlussbefragung der Jugendlichen, die in Form eines Quiz erhoben wurden, gezeigt.

Im Verlauf des Projekts wurden zu 1.436 psychisch erkrankten Eltern mit Kindern, die sich in stationärer Versorgung einer Klinik für Psychiatrie und Psychotherapie befanden, Kontakt aufgenommen und auf das beratende Klinikangebot sowie auf das Präventionsprogramm aufmerksam gemacht. Insgesamt waren das 23 % der Gesamtaufnahmen innerhalb von 2,5 Jahren. Dabei beantworteten 327 Eltern einen Fragebogen zu Verhaltensauffälligkeiten ihrer Kinder und ihrem eigenen Wohlbefinden (s. Kettemann et al., 2020). Die Teilnehmenden äußerten bei der Einschätzung ihrer Kinder in Bezug auf Verhaltensauffälligkeiten erhebliche Sorgen um die Kinder und Jugendlichen: Mittels der Child-Behavior-Checkliste (CBCL, Achenbach, 1991) schätzten die Eltern ihre Kinder bzgl. Verhaltensauffälligkeiten anhand eines 3-Kategoriensystems (auffällig, nicht auffällig, im Übergangsbereich) ein. Über 30 % der Eltern schätzten ihre Kinder als psychisch auffällig ein. Wird die Kategorie »Übergangsbereich« hinzugenommen, zeigen sich Verhaltensauffälligkeiten bei über 50 % der Kinder (s. Abb. 6.1).

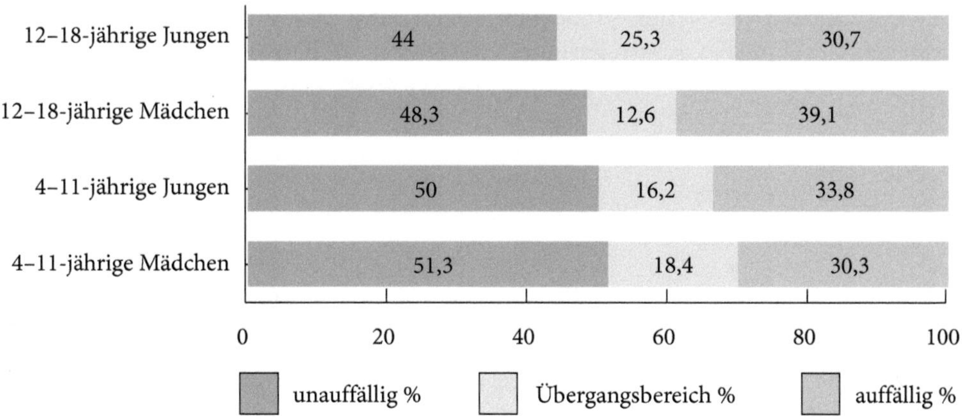

Abbildung 6.1 Überblick der Gesamteinschätzung der Eltern zur Belastung ihrer Kinder (CBCL-18)

Am Präventionsprogramm »YourCoach« nahmen 104 Jugendliche im Alter von elf bis 18 Jahren teil. Davon beendeten 92 Jugendliche das Programm. Aufgrund unvollständiger Antworten mussten vier Teilnehmer:innen exkludiert werden, sodass 88 vollständige Daten zu allen Messzeitpunkten vorlagen, die ausgewertet werden konnten. Eine wissenschaftliche Überprüfung der Wirksamkeit des Präventionsprogramms erfolgte anhand der Daten einer Selbsteinschätzung der Jugendlichen zu Verhaltensauffälligkeiten (YSR), zur Selbstwirksamkeit und zum Kohärenzgefühl (s. Kettemann et al., 2024 in review). Abbildung 6.2 zeigt den Verlauf der Erhebungszeitpunkte (Prä-Post-Follow-Up).

Beginn des Coachings	Ende des Coachings	nach 6 Monaten
Baseline (N = 104)	Outcome-Assessment (N = 92)	Follow-up (N = 88)

Abbildung 6.2 Prä-Post-Follow-Up des Präventionsprogramms

Zur Überprüfung des Wissens über psychische Erkrankungen wurden die teilnehmenden Jugendlichen (Coaching- und Kontrollgruppe) in einem Abschlussquiz nach Beendigung des Präventionsprogramms befragt. In einem ersten Abschnitt wurden Fragen gestellt, die Mehrfachantworten zuließen. Die Fragen wurden selbst konstruiert, die Auswertung erfolgte anhand der Einzelfragen. Die Häufigkeiten korrekter Antworten werden in Prozent dargestellt, die Häufigkeitsunterschiede wurden mittels Chi-Quadrat-Tests auf statistisch signifikante Unterschiede geprüft. Dabei antworteten die Jugendlichen unterschiedlich auf die Frage, warum Eltern erkranken. Die Jugendlichen der Coachinggruppe sahen den Grund hierfür in der Arbeit ihrer Eltern. Weitere Unterschiede zwischen Coaching- und Kontrollgruppe konnten nicht festgestellt werden, sodass angenommen wird, dass beide Gruppen einen vergleichbaren Wissenstand erwarben (s. Tab. 6.1). Demzufolge konnten auch Jugendliche der Kontrollgruppe vom Beratungsangebot der Klinik profitieren. Gleichzeitig zeigen sich im Vergleich der Gruppen (Coaching- vs. Kontrollgruppe) in Bezug zu Verhaltensauffälligkeiten deutliche Unterschiede (s. Kettemann et al., 2024 in review).

Tabelle 6.1 Abschlussquiz zum Wissen über die elterliche Erkrankung

Postbefragung	Coaching ja / nein	Kontrolle ja / nein
Wenn deine Mutter / dein Vater eine psychische Erkrankung hat, z. B. eine Depression, dann kann es sein, dass sie / er ...		
sehr oft weint.	27 % / 30 %	13 % / 30 %
keine Lust mehr hat, etwas zu unternehmen.	49 % / 7 %	38 % / 6 %
total entspannt ist.	– / 100 %	– / 100 %
oft müde ist und ständig schläft.	42 % / 15 %	36 % / 7 %
Warum bekommen Eltern eine psychische Erkrankung?		
Weil sie sich über ihre Kinder ärgern.	1 % / 55 %	5 % / 39 %
Weil sie zu viel arbeiten.	29 % / 28 %	11 % / 32 %*
Weil wir uns in der Familie oft streiten.	13 % / 43 %	12 % / 32 %
Genau weiß man das nicht.	49 % / 7 %	38 % / 6 %
Wenn deine Mutter / dein Vater krank ist, dann musst du ...		
dich um sie / ihn kümmern und nach ihr / ihm sehen.	4 % / 52 %	10 % / 34 %
weiterhin in die Schule gehen.	53 % / 4 %	43 % / –
dich mit Freund:innen treffen.	46 % / 10 %	30 % / 14 %
mehr Aufgaben im Haushalt übernehmen.	19 % / 38 %	19 % / 24 %
Wie wird eine psychische Erkrankung behandelt?		
Gar nicht, denn sie geht von allein wieder weg.	1 % / 55 %	1 % / 43 %
Mit Medikamenten.	51 % / 6 %	43 % / –
Mithilfe von Gesprächen mit Therapeut:innen.	52 % / 4 %	43 % / 1 %
Eine psychische Erkrankung ist im Gegensatz zu einer körperlichen Erkrankung ...		
nicht sichtbar	54 % / 3 %	43 % / –
nicht heilbar oder behandelbar	3 % / 54 %	– / 43 %
nicht so schlimm	1 % / 55 %	1 % / 43 %

* ≤ .05

In einem zweiten Abschnitt wurden Wissensfragen im Forced-choice-Format (richtig oder falsch) vorgelegt. Die Jugendlichen der Kontrollgruppe fühlten sich signifikant häufiger verpflichtet, sich um den kranken Elternteil zu kümmern, als die Jugendlichen der Coachinggruppe. Für die weiteren Fragen zeigten sich keine Unterschiede zwischen den Gruppen (Tab. 6.2 und Abb. 6.3).

Tabelle 6.2 Weitere Quiz-Fragen an die Jugendlichen

Richtig oder falsch?	Coaching richtig / falsch	Kontrolle richtig / falsch
Wenn meine Mutter oder mein Vater eine psychische Erkrankung hat, dann ...		
gibt es Menschen, z. B. Ärzte und Psychologen, bei denen er / sie sich Hilfe holen kann, wenn er / sie Unterstützung braucht.	55 % / –	45 % / –
hat er / sie die Möglichkeit, den Umgang mit der Erkrankung zu erlernen.	54 % / 1 %	44 % / 1 %
muss ich immer da sein und mich um ihn / sie kümmern und auf ihn / sie aufpassen.	1 % / 54 %	13 % / 32 %**
bin ich (mit) Schuld daran, dass sie / er diese Krankheit bekommen hat.	1 % / 54 %	5 % / 40 %
kann es länger dauern, bis er / sie wieder ganz gesund ist und die gleichen Dinge tun kann wie vor der Erkrankung.	55 % / –	45 % / –
kann auch ich eine Psychologin / einen Psychologen anrufen, wenn ich Hilfe brauche.	55 % / –	45 % / –

** ≤ .001

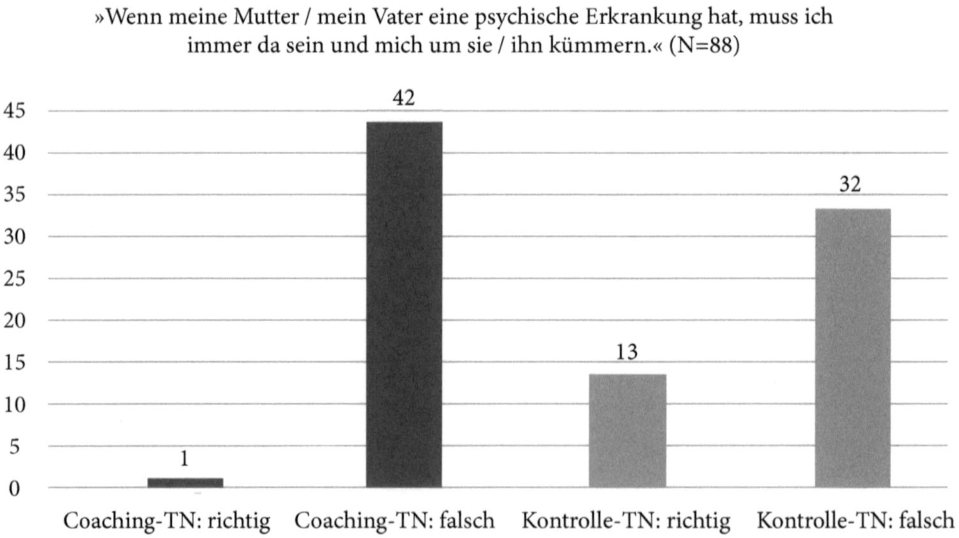

Abbildung 6.3 Antwortverhalten der Jugendlichen (N = 88) in Bezug auf ihr Verantwortungsgefühl bei der Post-Befragung

Anhang

Hinweise zum Online-Material

Die Materialien sollen Ihnen Hilfe in der praktischen Arbeit sein. Sie stehen Ihnen auf psychotherapie.tools als PDF-Dateien zum Download zur Verfügung. Den Einlöse-Code und eine Anleitung, wie Sie sich die Materialien herunterladen können, finden Sie ganz vorne im Buch.

Farbige und elektronisch ausfüllbare Materialien. Zur Orientierung sind die Materialien anschließend an die Beschreibungen abgedruckt. Auf psychotherapie.tools finden Sie alle Materialien des Buches in Farbe. Es können farbige Ausdrucke erstellt werden, die Textfelder sind elektronisch ausfüllbar.

Nachfolgend finden Sie eine Übersicht über alle im Buch erwähnten Materialien.

Übersicht Arbeitsmaterial

INFO 1 Welche Erkrankungen kennst du?
Dieses Arbeitsblatt dient zur Psychoedukation über eine psychische Erkrankung eines Elternteils. Kinder, Jugendliche und die gesamte Familie erörtern zusammen mit ihrem Coach, welche Erkrankungen die Familie kennt. Dabei wird zwischen einer körperlichen und psychischen Erkrankung unterschieden. Kinder können berichten, welche Erkrankungen sie kennen. Der Coach ergänzt mit weiteren Informationen zur elterlichen psychischen Erkrankung. Wichtig ist es, Jugendliche altersangemessen aufzuklären.

INFO 2 Vergleich Erkältung und bipolare Erkrankung
Auf diesem Arbeitsblatt sind zur weiteren Psychoedukation die Symptome einer körperlichen Erkrankung den Symptomen einer bipolaren Erkrankung gegenübergestellt, die häufig auftreten können. Je nach Wissenstand und Alter der Kinder erörtert der Coach die Symptomatik der elterlichen Erkrankung. Dabei kann die gesamte Familie über ihre Erfahrungen im Umgang mit der elterlichen psychischen Erkrankung berichten.

INFO 3 Vergleich Erkältung und Borderline-Erkrankung
Auf diesem Arbeitsblatt sind zur weiteren Psychoedukation die Symptome einer körperlichen Erkrankung den Symptomen einer Borderline-Erkrankung gegenübergestellt, die häufig auftreten können. Je nach Wissenstand und Alter der Kinder erörtert der Coach die Symptomatik der elterlichen Erkrankung. Dabei kann die gesamte Familie über ihre Erfahrungen im Umgang mit der elterlichen psychischen Erkrankung berichten.

INFO 4 Vergleich Erkältung und Depression
Auf diesem Arbeitsblatt sind zur weiteren Psychoedukation die Symptome einer körperlichen Erkrankung den Symptomen einer depressiven Erkrankung gegenübergestellt, die häufig auftreten können. Je nach Wissenstand und Alter der Kinder erörtert der Coach die Symptomatik der elterlichen Erkrankung. Dabei kann die gesamte Familie über ihre Erfahrungen im Umgang mit der elterlichen psychischen Erkrankung berichten.

INFO 5 Vergleich Erkältung und Psychose
Auf diesem Arbeitsblatt sind zur weiteren Psychoedukation die Symptome einer körperlichen Erkrankung den Symptomen einer psychotischen Erkrankung gegenübergestellt, die häufig auftreten können. Je nach Wissenstand und Alter der Kinder bzw. Jugendlichen erörtert der Coach die Symptomatik der elterlichen Erkrankung. Dabei kann die gesamte Familie über ihre Erfahrungen im Umgang mit der elterlichen psychischen Erkrankung berichten.

INFO 6 Vergleich Erkältung und Zwangserkrankung
Auf diesem Arbeitsblatt sind zur weiteren Psychoedukation die Symptome einer körperlichen Erkrankung den Symptomen einer Zwangserkrankung gegenübergestellt, die häufig auftreten können. Je nach Wissenstand und Alter der Kinder und Jugendlichen erörtert der Coach die Symptomatik der elterlichen Erkrankung. Dabei kann die gesamte Familie über ihre Erfahrungen im Umgang mit der elterlichen psychischen Erkrankung berichten.

INFO 7 Sucht und das Gleichgewicht unseres Lebens
Auf diesem Arbeitsblatt sind Symptome aufgeführt, die bei einer Suchterkrankung (Spiel-, Internet-, Alkohol- und Drogenmissbrauch) vorkommen können. Dabei kann die elterliche psychische Erkrankung erklärt werden und die Kinder und Jugendlichen können je nach Wissensstand und Alter ihre eigenen Erfahrungen einbringen und notieren.

INFO 8 Der Teufelskreis der Sucht
Auf diesem Arbeitsblatt wird erklärt, wie eine Sucht (Spiel-, Internet-, Alkohol- und Drogenmissbrauch) zum Teufelskreis wird. Die Kinder und Jugendlichen können dabei ihre eigenen Erfahrungen oder beobachtete Verhaltensweisen ihres erkrankten Elternteils einbringen. Zusätzlich kann der Coach die oftmals gestellte Frage von Jugendlichen aufgreifen, warum ein Missbrauch von Alkohol oder Drogen von Eltern nicht einfach beendet werden kann. Wichtig ist dabei ein altersangemessenes Vorgehen.

INFO 9 Was passiert bei einer Sucht mit dem Körper?
Auf diesem Arbeitsblatt sind die körperlichen Erkrankungen aufgeführt, die bei einer Suchterkrankung bei Alkohol- und/oder Drogenmissbrauch auftreten und zu körperlichen Veränderungen führen können. Je nach Alter können die körperlichen Beeinträchtigungen vertiefend besprochen werden. Dabei können Jugendliche ihre Erfahrungen mit Alkohol- oder Drogenkonsum einbringen. Bei den Kindern und Jugendlichen ist ein altersangemessenes Vorgehen zu beachten.

INFO 10 Was passiert bei einer Suchterkrankung im Gehirn?
Auf diesem Arbeitsblatt sind psychoedukativ die Bereiche im Gehirn beschrieben, die bei einer Suchterkrankung reagieren und eine Bedeutung bei Missbrauch von Alkohol oder Drogen haben. Jugendliche können über ihre Erfahrungen im Umgang mit Alkohol- oder Drogenkonsum berichten. Wichtig ist dabei, auf eine altersangemessene Aufklärung der Jugendlichen, v. a. bei jüngeren Kindern, zu achten.

INFO 11 Was Angst bei uns auslöst
Auf diesem Arbeitsblatt sind zur Psychoedukation Reaktionen bei Angstgefühlen aufgeführt. Alltagsbezogen können Jugendliche überlegen, wie sie Angst erleben, z. B. wenn sie ein Referat vor einer Schulklasse vortragen oder einer aggressiv wirkenden Gruppe begegnen. Dabei kann gemeinsam mit dem Coach eine Situation beispielhaft exploriert und den Reaktionen »Kampf, Flucht, Erstarren« zugeordnet werden.

INFO 12 Kurve der Angst
Dieses Arbeitsblatt verdeutlicht psychoedukativ den Verlauf einer Angstreaktion. Jugendliche können ausgehend von ihren eigenen Erfahrungen ihre Erlebnisse mit Angstgefühlen anhand der Angstkurve nachvollziehen. Der Coach sollte darauf hinweisen, dass in einer Angstsituation körperliche Reaktionen, z. B. Zittern, und Gedanken, z. B. »Ich werde die Situation nicht überleben«, vorkommen können.

INFO 13 Vergleich Erkältung und Posttraumatische Belastungsstörung
Auf diesem Arbeitsblatt sind zur weiteren Psychoedukation die Symptome einer körperlichen Erkrankung den Symptomen einer Posttraumatischen Belastungsstörung gegenübergestellt, die häufig auftreten können. Je nach Wissenstand der Kinder erörtert der Coach die Symptomatik der elterlichen Erkrankung. Dabei kann die gesamte Familie über ihre Erfahrungen im Umgang mit der elterlichen psychischen Erkrankung berichten.

INFO 14 Vergleich Erkältung und demenzielle Erkrankung
Auf diesem Arbeitsblatt sind Symptome aufgeführt, die zu einer Erkältung zählen, und Symptome, die zu einer dementiellen Erkrankung gehören. Jugendliche können ihre Erfahrungen, die sie mit ihrem psychisch erkrankten Elternteil gemacht haben, mit ihrem Coach besprechen. Dabei sollte eine altersangemessene Aufklärung beachtet werden.

INFO 15 Warum erkranken wir?
Auf diesem Arbeitsblatt wird erklärt, wie es passieren kann, dass Menschen erkranken. Dabei wird eine Stress-Verarbeitungs-Metapher verwendet, die besagt, dass jeder Mensch Stress unterschiedlich verarbeitet und entsprechend einen unterschiedlich großen »Behälter« für Stress besitzt. Ist der »Behälter« voll bzw. läuft er über, führt dies zu einer Erkrankung. Um Kindern und Jugendlichen eine nachvollziehbare Erklärung zu geben, ist es ratsam, den Erfahrungshorizont eines Kindes altersangemessen aufzugreifen und verschiedene Stresssituationen zu besprechen. Anschließend empfiehlt sich die Bearbeitung von **INFO 16** »Wie bleiben wir gesund?«.

INFO 16 Wie bleiben wir gesund?
Mithilfe des Arbeitsblatts soll verdeutlicht werden, dass jede Person etwas machen kann, um gesund zu bleiben. Dabei ist es sinnvoll, am Erfahrungshorizont und Alter der Kinder und Jugendlichen anzusetzen und gemeinsam verschiedene Situationen greifbar zu machen. Hierbei geht es um das Motto, jede:r kann etwas für seine / ihre Gesundheit tun, um einen »Regenschirm« aufzuspannen und Stress abzuwehren. Dieses AB knüpft an das **AB 15** »Warum erkranken wir?« an.

AB 1 Meine Coaching-Fragen und Wünsche
Auf diesem Arbeitsblatt können Jugendliche eintragen, welche Fragen und welche Wünsche sie an den Coach haben, um zu explorieren, welche Unterstützung sie sich wünschen. Vielfach hat es sich in der Anwendung gezeigt, dass sich Jugendliche nicht ad hoc dazu äußern können. Daher bietet es sich an, ggf. zu einem späteren Zeitpunkt darauf zurückzukommen.

AB 2 Was verändert sich in meiner Familie?
Dieses Arbeitsblatt beschäftigt sich mit der Frage nach den Auswirkungen, die eine psychische Erkrankung eines Elternteils hat und wer dafür verantwortlich ist. Daher soll im ersten Schritt geklärt werden, was sich für jedes Familienmitglied durch die psychische Erkrankung des Elternteils verändert hat. Im zweiten Schritt soll eine Botschaft formuliert werden, in der deutlich wird, dass Kinder und Jugendliche nicht für die Erkrankung verantwortlich sind. Vielmehr ist es die Aufgabe von Erwachsenen, sich um eine psychische Erkrankung zu kümmern. Eine Botschaft könnte lauten: Erwachsene kümmern sich um ihre Gesundheit!

AB 3 Was verändert sich für mich?
Dieses Arbeitsblatt dient dazu, Stresssituationen aufzugreifen und zu explorieren. Exemplarisch sollen dazu Gedanken sowie Gefühle erörtert werden. Anschließend wird eine neue Lösung für die besprochene Situation gesucht, um Gefühlen von z. B. Überforderung, Angst und Trauer zu begegnen. Dabei gilt es, eine Strategie zu entwickeln, die Kindern und Jugendlichen einen Ausweg aufzeigen, um eine:n Ansprechpartner:in, z. B. den gesunden Elternteil oder Großeltern, in der stressbeladenen Situation anzusprechen.

AB 4 Meine Aufgaben
Dieses Arbeitsblatt dient dazu, die Aufgaben, für die sich Kinder und Jugendliche zuständig fühlen, zu notieren. Im gemeinsamen Dialog sollen die Verantwortung und die Zuständigkeit von anstehenden Aufgaben und Pflichten geprüft werden. Dabei sollen Kindern und Jugendlichen vor zu viel Verantwortungsübernahme, die schnell in eine Überforderungsreaktion münden kann, geschützt werden. Wichtig dabei ist, dass die Jugendlichen erkennen, dass sie eigene Zuständigkeitsbereiche haben, für die sie verantwortlich sind: Schule, Sport und Freunde. Aufgaben in der Familie werden gemeinsam gelöst. Die Botschaft lautet: »Ich kann mir helfen.«

AB 5 Wie kann ich meiner Familie helfen?
Dieses Arbeitsblatt soll helfen, Aufgaben und Pflichten im Alltag einer Familie realistisch zu strukturieren. Dabei sollen Kinder und Jugendliche erfahren, wie sie Hilfe und Unterstützung erhalten können. Hierbei gilt es zu explorieren, welche Personen den Heranwachsenden nahestehen und konkret als Ansprechpartner:innen Sicherheit geben können. Hier ist das zentrale Motto: Ich kann Hilfe holen, ich sage Bescheid!

INFO 17 Wenn's schwierig wird
Dieses Arbeitsblatt soll dabei helfen, schwierige, oftmals stressige Situationen, in denen »die Luft brennt«, in einer Familie zu klären. Es ist dabei sinnvoll, die Reaktionsmöglich-

keiten gemeinsam zu besprechen und die auszuwählen, die sich für Kinder und Jugendliche am besten eignen, und die Strategien, die die Heranwachsenden selbst vorschlagen, aufzugreifen.

AB 6 Realitäts-Check: Jeder in unserer Familie hat Aufgaben

Dieses Arbeitsblatt vertieft das Wissen, dass Kinder und Jugendliche differenzieren können, wer welche Aufgaben in ihrer Familie erledigen kann. Wichtig dabei ist, dass Kinder und Jugendliche erfahren, welche konkreten Aufgaben für sie tatsächlich altersangemessen sind, z. B. Kartoffelschälen, aber nicht für eine komplette Mahlzeit zuständig zu sein. Mithilfe der Zuständigkeitsbereiche können Verantwortungsgefühle an die Eltern adressiert und die Kinder geschützt werden.

AB 7 Mein Zeitstrahl

Mit diesem Arbeitsblatt kann ein Zeitstrahl ausgefüllt werden. Dabei sollen Kinder und Jugendliche visualisieren, dass sie bereits viele Kompetenzen und Fähigkeiten erworben haben, z. B. in der Schulzeit oder in der Freizeit. Gleichzeitig können wichtige Erlebnisse oder Familienereignisse (Geburt eines Geschwisterkinds oder Trennung der Eltern) notiert werden. Zusätzlich soll deutlich werden, dass Heranwachsende die Zukunft (Ausbildung / Studium / Freund:innen) gestalten können.

AB 8 Mein Plädoyer

Dieses Arbeitsblatt dient dazu, dass Jugendliche ein Plädoyer schreiben. Hier können Jugendliche ihren Standpunkt, den sie sich z. B. in den Arbeitsblättern zu »Aufgaben und Pflichten in einer Familie« (**AB 20** & **21**) erarbeitet haben, verschriftlichen. Zusätzlich können alle zukünftigen Pläne der Heranwachsenden notiert werden. Dabei sollen Bedürfnisse der Jugendlichen, Beziehungen zu Freund:innen, Verwandten und anderen wichtigen Personen aufgegriffen werden.

AB 9 Mein Ressourcenbaum

Auf diesem Arbeitsblatt sollen v. a. soziale Aktivitäten der Jugendlichen notiert werden. Zusätzlich können alle Dinge aufgeschrieben werden, die Heranwachsende hilfreich erleben, die z. B. für Ablenkung sorgen und Entspannung ermöglichen. Entspannend kann Rad fahren sein genauso wie skaten, basteln, Anime malen oder den Hund der Nachbar:innen für einen Spaziergang auszuleihen.

AB 10 Soziale Aktivitäten

Dieses Arbeitsblatt dient dazu, neue und vergessene Aktivitäten der Kinder und Jugendlichen zu initiieren, in Erinnerung zu bringen und zu fördern, z. B. tanzen, Anime malen, backen oder schwimmengehen (s. **AB 26**). Diese Wünsche sollen mit Hilfe des Coachs realisiert werden, indem dazu ein Plan, Schritt für Schritt entwickelt und umgesetzt wird.

AB 11 Meine Notizen

Dieses Arbeitsblatt können die Jugendlichen nutzen, um ihre Gedanken und Ideen, die sie mit dem Coaching verbinden, zu notieren oder alle wichtigen Dinge oder Erfahrungen aus dem Coaching zusammenzufassen.

AB 12 Mein Strategie-Plan

Dieses Arbeitsblatt können Jugendliche verwenden, um ihre im Verlauf des Coachings erlernten Strategien und Techniken im Blick zu behalten. Sie können z. B. ihren Plan als Merkblatt an eine Wand heften und ihre Erfahrungen leichter ins Gedächtnis rufen.

AB 13 Was hat sich in den vergangenen Wochen verändert?

Auf diesem Arbeitsblatt können Jugendliche notieren, was sich aus ihrer Sicht während der vergangenen Wochen, in denen sie mit dem Coach zusammengearbeitet haben, getan hat. Alle Ergebnisse und Veränderungen, die positiven und negativen Aspekte, werden in der zweiten Familiensitzung besprochen. Dabei geht es v. a. um die Wünsche der Jugendlichen. Ferner soll in dieser Familiensitzung erörtert werden, ob die Familie weitere Unterstützung aus dem regionalen Versorgungsnetz benötigt.

AB 14 Gefühle in Worte fassen

Dieses Arbeitsblatt dient dazu, mit Kindern und Jugendlichen über Gefühle zu sprechen. Folgende Themen können dabei vertieft werden: zum einen die »evolutionäre Bedeutung der Gefühle« und zum anderen die Frage »Wie sinnvoll sind Gefühle?«. Zu jedem Gefühl sollen körperliche und gedankliche Reaktionen sowie Mimik / Gestik notiert werden. Außerdem soll erörtert werden, in welchen Situationen die Kinder und Jugendlichen diese Gefühle erlebt haben.

AB 15 Chaos im Kopf

Bei diesem Arbeitsblatt stehen Situationen der Kinder und Jugendlichen im Mittelpunkt, die gefühlsmäßig überfordern und mit Ängsten einhergehen. Hier sollen sie eine Strategie kennenlernen: »Ich schaffe Ordnung!« Exemplarisch sollen Gefühle und Gedanken sowie Reaktionen notiert und besprochen werden. Dabei soll deutlich werden, dass Gefühle berechtigt und lebensnotwendig sind. Gleichzeitig sind es »nur« Gefühle, die zunächst groß erscheinen und dann wieder kleiner werden. Zur Visualisierung dieser Gefühle können sich Kinder und Jugendliche ein Bild einer Welle im Meer vorstellen, die zunächst groß ist und die auf dem Weg zum Strand immer kleiner wird.

AB 16 Trainingsrunde: Gefühle und Gedanken

Bei diesem Arbeitsblatt können Jugendliche trainieren, ihren Gefühlen, Gedanken und Reaktionen auf die Spur zu kommen, um sie besser zu verstehen. Weiter können sie nach alternativen Lösungen suchen. Eine Lösung kann sein, dass ein weiterer Gedanke oder eine andere Reaktion zur Erklärung der Situation möglich sind.

AB 17 Trauer und Verlust

Dieses Arbeitsblatt dient der Orientierung, wie Themen wie Verlust und Trauer mit Kindern und Jugendlichen bearbeitet werden können. Zunächst ist es wichtig, die Heranwachsenden um Erlaubnis zu bitten, über diese Themen zu sprechen. Dabei soll ein Erfahrungsaustausch über den Umgang bzw. die Bewältigung von Trauer und Verlust möglich werden, indem Erinnerungsfotos oder Ähnliches in eine Kiste gepackt oder ein Fotoalbum gestaltet werden, damit wichtige Erlebnisse nicht in Vergessenheit geraten.

AB 18 Suizidversuch

Dieses Arbeitsblatt dient dazu, mit den Kindern und Jugendlichen über den Suizidversuch oder Suizid eines Elternteils zu sprechen. Alle Familienmitglieder, v. a. Kinder und Jugendliche sind in solch einer Situation sehr verunsichert und traurig. Geben Sie den Heranwachsenden ein Sicherheitsgefühl, nicht allein zu sein, denn der Coach ist für sie da. Wut, Trauer und Verlustgefühle sind berechtigte Gefühle der Heranwachsenden. Hierbei geht es um das Validieren von Gefühlen der Kinder / Jugendlichen. Helfen Sie den Heranwachsenden über die Rolle ihres Elternteils zu sprechen. Wenn möglich, kann ein Gespräch mit dem gesunden Sorgeberechtigten / Großeltern / Freund:innen vorab erfolgen, um die Situation im Anschluss angemessen, am besten zusammen mit der ganzen Familie bearbeiten zu können.

AB 19 Mein Krisenplan

Bei diesem Arbeitsblatt geht es darum sicherzustellen, dass Kinder und Jugendliche alle Informationen erhalten, die den erkrankten Elternteil betreffen, um Ängste und Unsicherheit abzubauen bzw. ihnen vorzubeugen. Der Krisenplan soll mit Namen und Telefonnummer der Ansprechpartner:innen ausgefüllt für die Kinder und Jugendlichen gut sichtbar, z. B. am Kühlschrank, angebracht werden. Alle Informationen bezüglich des Krisenplans sollen mit den Adoleszenten abgesprochen werden.

AB 20 Meine Familie

Dieses Arbeitsblatt dient dazu, mit den Kindern und Jugendlichen über das Thema Familie zu sprechen. Insgesamt soll eine Übersicht familiärer Aktivitäten entstehen, in der Gemeinsamkeiten aller Familienmitglieder und Einzelaktivitäten der Heranwachsenden notiert werden. Dabei können auch Familienregeln eingetragen werden.

AB 21 Unsere Familie ist ein Fußball-Team

Dieses Arbeitsblatt richtet sich vorwiegend an jüngere Kinder und ihre Familien, um psychoedukativ über eine psychische Erkrankung eines Elternteils zu sprechen. Anhand von Seite 1 wird eine Geschichte entwickelt, bei der die Familienmitglieder eine Fußballmannschaft bilden und die verschiedenen Positionen (Stürmer, Mittelfeld, Torwart etc.) auf einem Platz besetzen. Seite 2 zeigt ein Spielfeld und dient der Fortsetzung der Fußballmannschaft-Metapher, denn jede:r Spieler:in wird auf dem Fußballfeld abgebildet bzw. nimmt ihre / seine Position auf dem Spielfeld ein. Das Familienteam spielt nun, bis sich ein:e Spieler:in verletzt und, wie der erkrankte Elternteil, in die Spielerkabine muss, bis er / sie gesundet und zurückkehrt.

Welche Erkrankungen kennst du?

Wenn wir über Erkrankungen sprechen, unterscheiden wir zwischen körperlichen und psychischen Erkrankungen. Bei körperlichen Erkrankungen können wir oft sehr schnell sagen, um welche Art von Erkrankung es sich handelt, wenn wir z.B. Husten haben oder ein Bein gebrochen ist. Bei einer psychischen Erkrankung ist das nicht immer so einfach zu klären. Deshalb sollte eine Psychotherapeutin oder ein Psychiater (das sind Psychologen oder Ärzte, die sich mit psychischen Erkrankungen auskennen) zur Abklärung befragt werden. Bei psychischen Erkrankungen gibt es wie bei körperlichen Erkrankungen unterschiedliche Themen, wie z.B. Angst und Panik oder Alkohol oder Drogen.

Körperliche Erkrankungen	Psychische Erkrankungen
Fieber	Angsterkrankung
Kopfschmerzen	Suchterkrankung
Bauchschmerzen	Depression
?	?

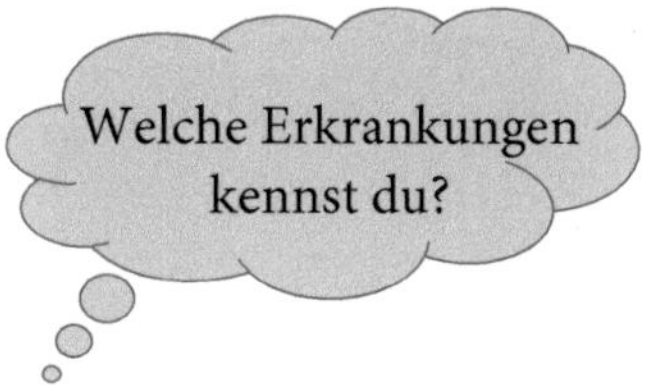

INFO 2 • K J

Vergleich Erkältung und bipolare Erkrankung

Bei jeder Erkrankung treten verschiedene Symptome auf. Bei einer körperlichen Erkrankung wie einer Erkältung können Halsschmerzen, eine laufende Nase oder Husten vorkommen. Bei einer bipolaren Erkrankung können einerseits Symptome auftreten, die manisch sind, wie überdreht oder gereizt sein. Andererseits können hier auch depressive Symptome auftreten, wie sich traurig und niedergeschlagen fühlen. Ein Unterschied zwischen einer psychischen und körperlichen Erkrankung ist, dass psychische Symptome nicht wie bei einer Erkältung nach ein paar Tagen wieder weg sind. Daher ist es wichtig, Symptome bei einer psychischen Erkrankung kennenzulernen und zu verstehen.

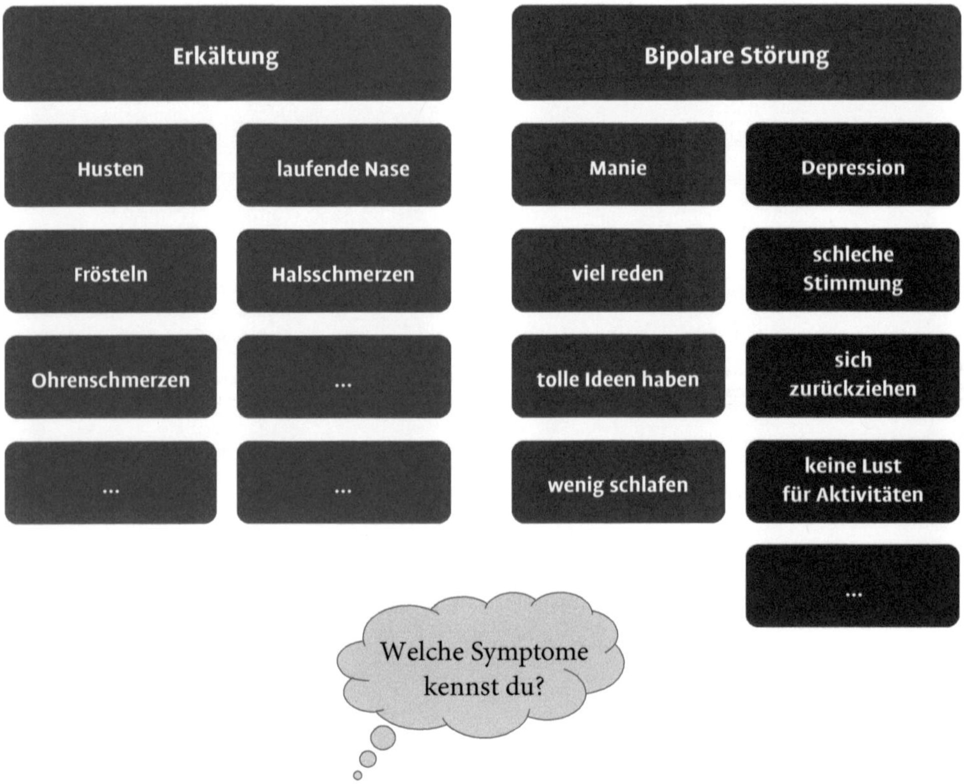

INFO 3 • K J

Vergleich Erkältung und Borderline-Erkrankung

Bei jeder Erkrankung treten verschiedene Symptome auf. Bei einer Erkältung können Husten oder eine laufende Nase auftreten. Bei einer Borderline-Erkrankung zeigt es sich oftmals, dass die betroffene Person unter Stimmungsschwankungen leidet, manchmal traurig wirkt und dann wieder gut gelaunt einen Ausflug plant. Dennoch können Betroffene schnell launisch sein oder sich von allen nicht geliebt fühlen. Für Familien, in denen ein Elternteil erkrankt ist, können diese Symptome sehr irritierend sein. Wie erlebst du das?

Erkältung		Borderline-Erkrankung	
Husten	laufende Nase	sich gereizt fühlen	sich selbst verletzen
Frösteln	Halsschmerzen	intensive Gefühle	Wutanfälle
Ohrenschmerzen	...	sich schnell gekränkt fühlen	Stimmungs-schwankungen
...	...	...	...

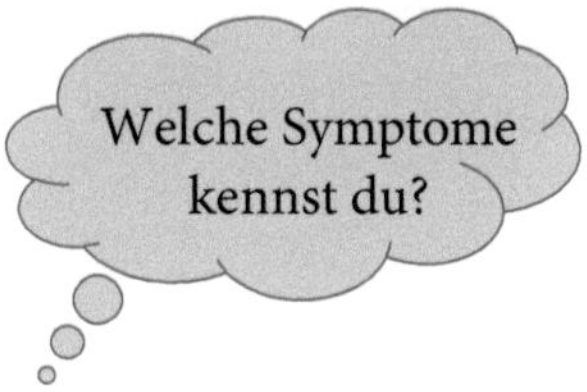

INFO 4 • **K** **J**

Vergleich: Erkältung und Depression

Bei jeder Erkrankung treten verschiedene Symptome auf. Bei einer Erkältung können Halsschmerzen, eine laufende Nase oder Husten vorkommen. Bei einer Depression können Symptome auftreten, bei denen die betroffene Person traurig und niedergeschlagen wirkt. Für Familien, in denen ein Elternteil erkrankt ist, können diese Symptome sehr irritierend sein. Wie erlebst du das?

Erkältung		Depression	
Husten	laufende Nase	traurig sein	schlechte Stimmung
Frösteln	Halsschmerzen	sich einsam fühlen	viel Zeit im Bett verbringen
Ohrenschmerzen	...	keine Lust für Aktivitäten	Dinge vergessen
...	...	...	...

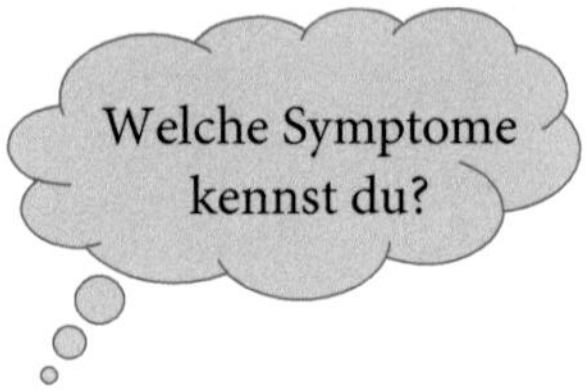

INFO 5 • K J

Vergleich Erkältung und Psychose

Bei jeder Erkrankung treten verschiedene Symptome auf. Bei einer Erkältung können Halsschmerzen, eine laufende Nase oder Husten vorkommen. Bei einer Psychose können unterschiedliche Symptome auftreten, bei denen die betroffene Person sich misstrauisch verhält oder immer wieder Dinge überprüft oder mit jemandem spricht, obwohl du niemanden sehen kannst. Für Familien, in denen ein Elternteil erkrankt ist, können diese Symptome sehr irritierend sein. Wie erlebst du das?

Erkältung		Psychose	
Husten	laufende Nase	sich unverstanden fühlen	misstrauisch sein
Frösteln	Halsschmerzen	Dinge tun, die merkwürdig sind	nicht zur Ruhe kommen
Ohrenschmerzen	...	Wutanfälle	immer den Fernseher laufen lassen
...	...	...	ängstlich sein

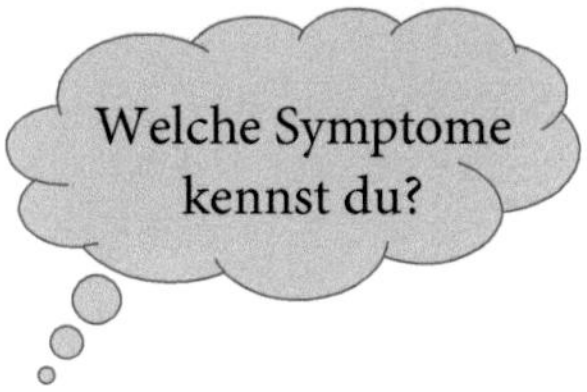

INFO 6 • K J

Vergleich Erkältung und Zwangserkrankung

Bei jeder Erkrankung treten verschiedene Symptome auf. Bei einer Erkältung können Halsschmerzen, eine laufende Nase oder Husten vorkommen. Bei einer Zwangserkrankung können Symptome auftreten, bei denen die betroffene Person viel Zeit mit Kontrollieren und Überprüfen zubringt. Betroffene sind oftmals mit Saubermachen und Reinigen beschäftigt oder wiederholen bestimmte Aufgaben immer wieder. Hast du schon mal mitbekommen, dass dein erkranktes Elternteil Ähnliches macht?

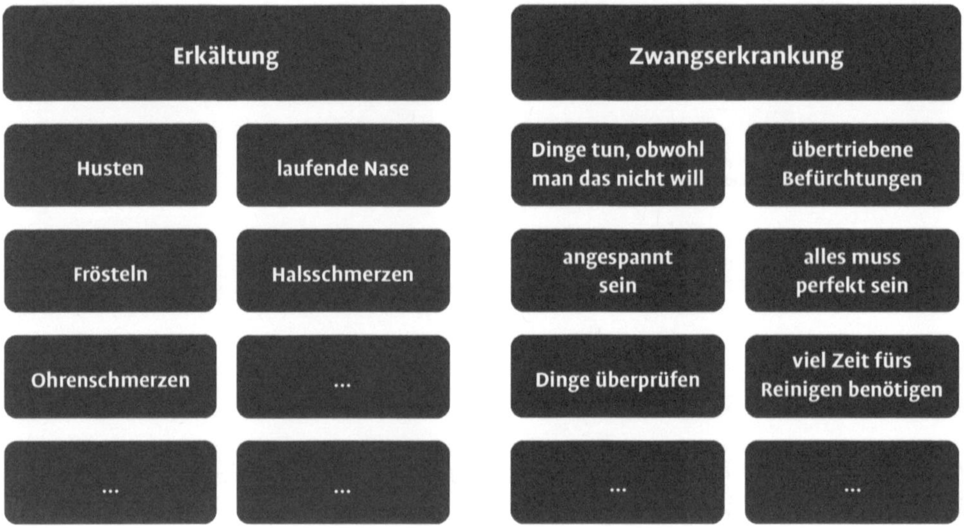

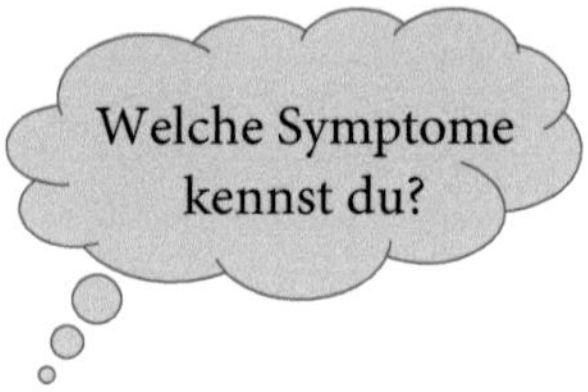

INFO 7 • K J

Sucht und das Gleichgewicht unseres Lebens

Im Leben gibt es viele verschiedene Bereiche, die in einer gewissen Balance stehen und insgesamt für unser Wohlbefinden sorgen. Kommt es zu einer Suchterkrankung, kann die »Wippe« leicht ins Schwanken geraten: Man fühlt und verhält sich anders. Dadurch entstehen oft Konflikte und vielfach können Anforderungen in Beruf, Partnerschaft und Familie nicht mehr ausreichend erfüllt werden. Kurz: Die bisherige Balance ist völlig durcheinandergeraten. Wie erlebst du das in deiner Familie?

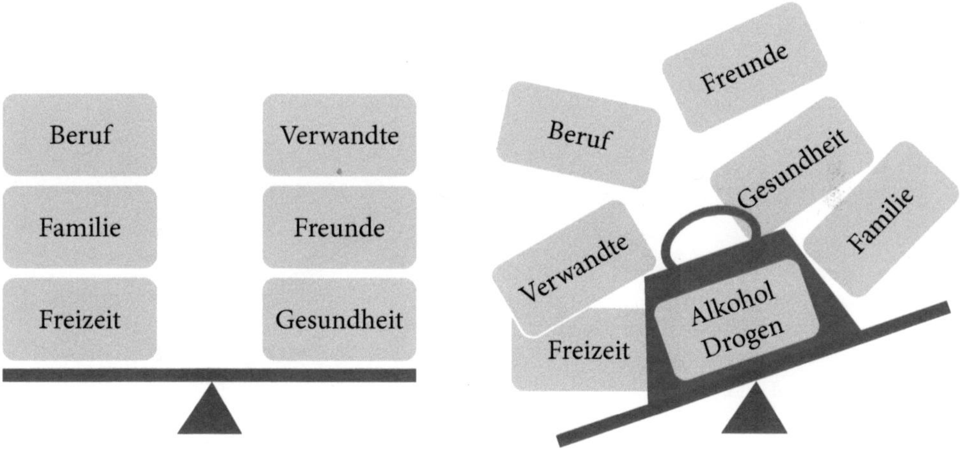

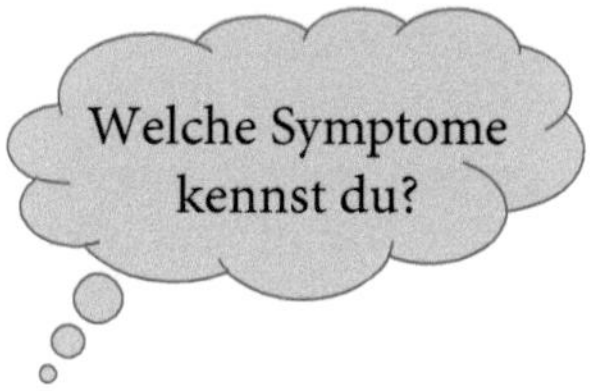

Teufelskreis der Sucht

Alkohol- und Drogenkonsum bleiben in einer Familie oftmals über Jahre (fast) unbemerkt und werden von den Betroffenen vielfach versteckt. Dabei kann es vorkommen, dass zwar in der Familie stets viel Alkohol getrunken wird, doch keiner will (oder kann) das Problem benennen. Nach und nach beginnt sich der betroffene Elternteil für die ganze Familie zunehmend unpassend, laut, polternd oder stark gereizt zu verhalten. Letztlich sind Konflikte mit allen Familienmitgliedern an der Tagesordnung und dein Alltag ändert sich stark aufgrund des immer mehr in den Vordergrund tretenden Konsums. Gleichzeitig hast du bestimmt »Antennen«, um die Spannungen in der Familie gleich zu erkennen. Kennst du das?

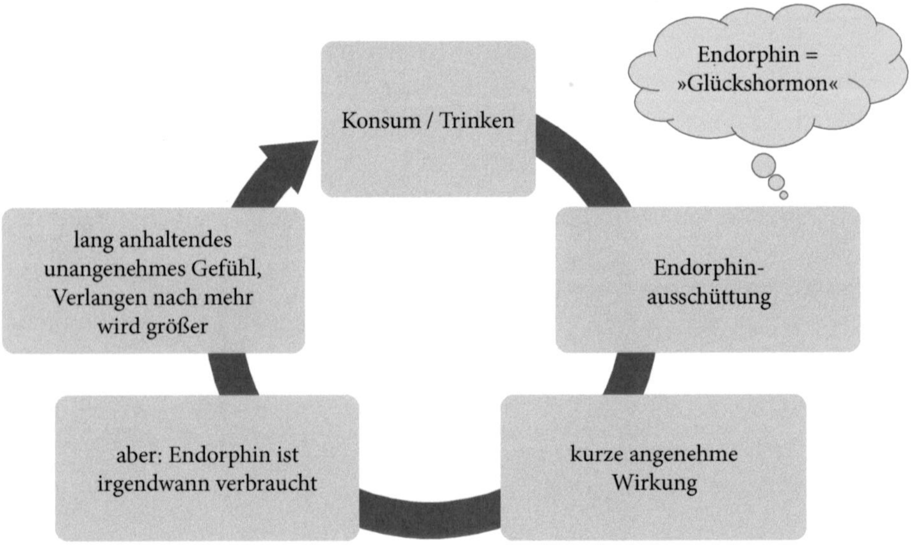

Unser Körper produziert von sich aus gewisse Mengen an Endorphin. Alkohol und Drogen erhöhen aber die Ausschüttung auf unnatürliche Weise. Durch die unnatürlich große Menge an Endorphin fühlen wir uns besonders gut: Wir lachen, sind entspannt und Probleme kommen uns nicht in den Sinn.

Wo ist nun das Problem?

Der Körper kommt mit der Endorphinproduktion nicht hinterher. Wir haben nach dem Rausch also viel weniger davon. Uns geht es gar nicht gut, da uns die normale Menge unseres natürlichen Glückshormons fehlt. Auch zu den typischen Entzugssymptomen kann es hier kommen. Weil wir diesen Zustand beenden wollen, liegt es nahe, einfach wieder zu trinken oder Drogen zu nehmen. So entwickelt sich ein Teufelskreis.

Was passiert bei einer Sucht mit dem Körper?

Unser Körper reagiert auf Alkohol- oder Drogenkonsum auf ganz unterschiedliche Weise, dennoch ist die Wirkung auf jede Körperzelle gleich: Jede Zelle unseres Körpers wird vergiftet.

Gehirn:
In jedem Rausch sterben Millionen von Gehirnzellen. Langfristig zunächst schlechtere Konzentration, später Verlust von Urteilsvermögen und Gedächtnis. Außerdem oft Veränderungen der Persönlichkeit.

Leber:
Leberentzündung, Leberzirrhose. Alkohol wird hier abgebaut und es entsteht das giftige Acetaldehyd, das den Körper sehr schädigt.

Periphere Nerven:
Zittern in Händen und Füßen, langfristig Schmerzen, Kribbeln und Taubheit

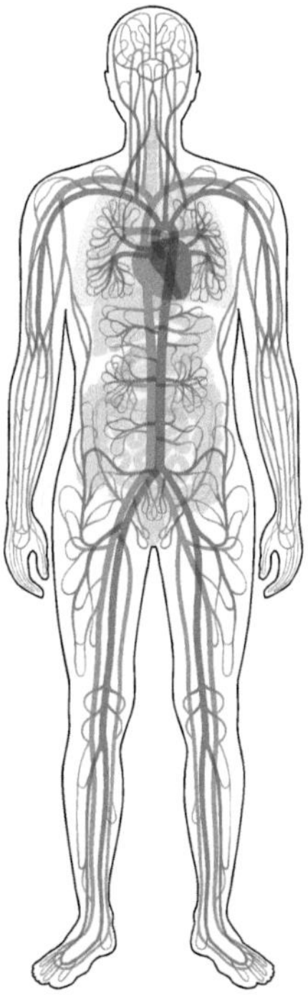

Herz-Kreislauf-System:
Bluthochdruck, Herzrhythmusstörungen, Schäden am Herzmuskel, Schlaganfall

Magen:
kurzfristig: Übergeben, um Alkohol (= Gift) loszuwerden
langfristig: Magenschleimhautentzündung, Mangelernährung

Haut:
Alkohol erweitert die Blutgefäße. Kurzfristig lediglich gerötete Wangen, langfristig »aufgedunsene«, grobporige Haut, knollenartige Verdickung der Nase

Generelles Krebsrisiko steigt, da die sogenannten Killerzellen weniger werden (Immunsystem wird schwächer).

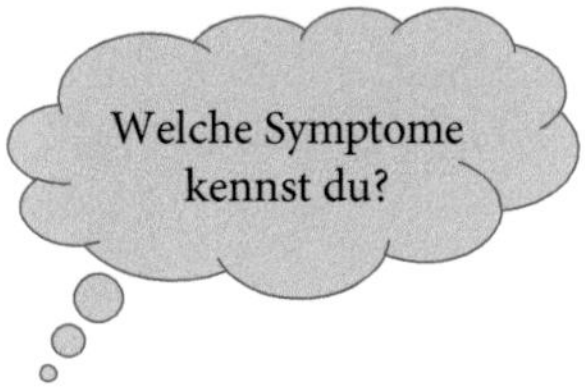

Was passiert bei einer Suchterkrankung im Gehirn?

Ein Blick in unser Gehirn zeigt die Abläufe, wie die unterschiedlichen Bereiche im Gehirn auf Alkohol- oder Drogenkonsum reagieren. Das könnte dich auch interessieren?

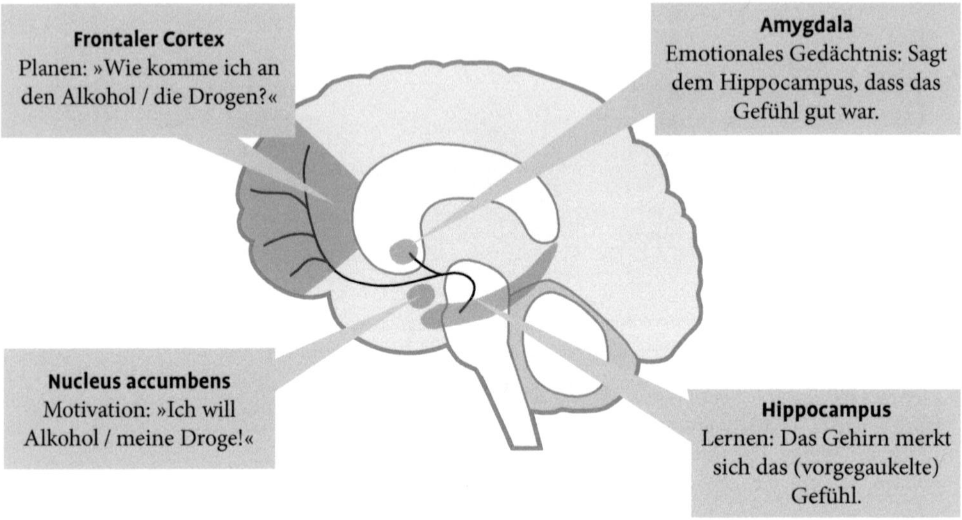

Was treibt uns dazu an, alltägliche Dinge zu tun, wie z.B. morgens aufzustehen, etwas zu essen oder ins Kino zu gehen?

Die Antwort der Hirnforschung ist einfach: Diese Dinge aktivieren unser »Lustzentrum«. Besonders wichtig dabei ist der Nucleus accumbens, denn er ist dafür verantwortlich, dass wir etwas tun oder haben wollen. Bekommen wir dann, was wir wollten, belohnt uns unser Gehirn mit der Ausschüttung von Endorphinen (»Glückshormonen«): Wir fühlen uns gut. Normalerweise funktioniert das problemlos und ist sehr sinnvoll.

Alkohol und Drogen greifen unnatürlich in dieses System ein: Dem Gehirn wird lediglich vorgegaukelt, dass wir uns sehr gut fühlen. Deshalb wird der Nucleus accumbens nun viel stärker aktiviert als durch alltägliche Dinge.

Das Ergebnis: Alkohol bzw. Drogen werden uns wichtiger als das eigentlich Wichtige. Je mehr Alkohol bzw. Drogen wir konsumieren, desto mehr wollen wir davon: ein Teufelskreis.

Was Angst bei uns auslöst

Angst ist eine wichtige Reaktion auf Gefahr, denn sie ermöglicht dir angemessenes Verhalten, indem sie deine Sinne schärft und deinen Körper »einsatzbereit« macht.

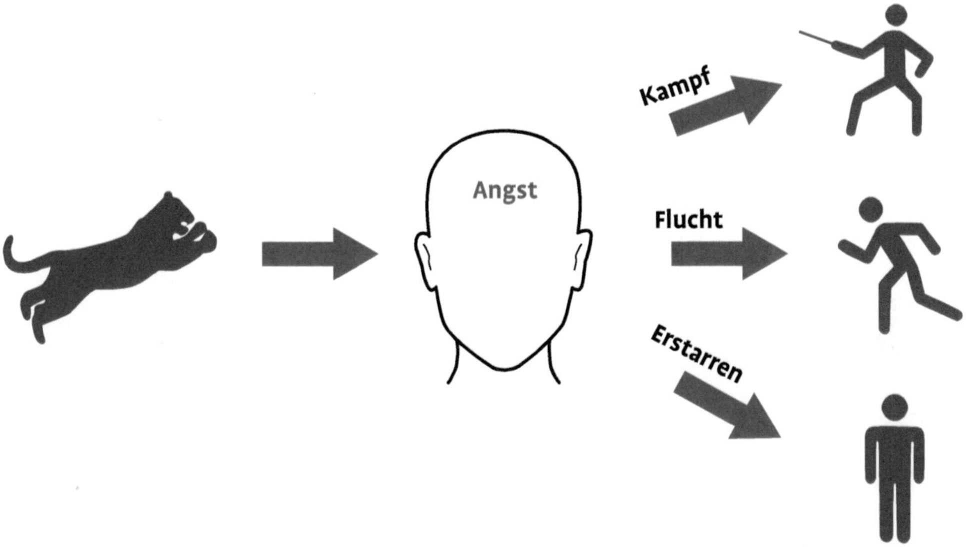

Welche der drei Angstreaktionen sinnvoll ist, ist von der Gefahrenquelle abhängig.

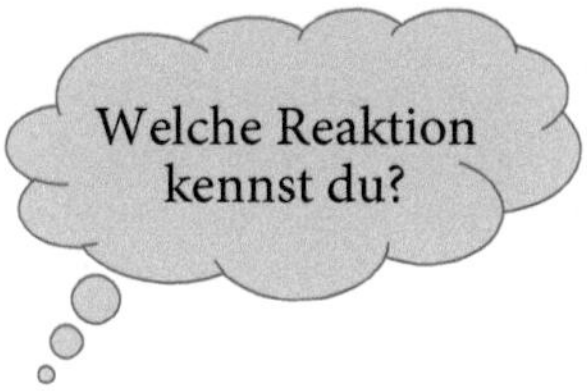

Kurve der Angst

Wenn wir Angst erleben, treten verschiedene körperliche Reaktionen auf wie ein erhöhter Puls oder ein flacher Atem. Auf dem Höhepunkt der Angst reagiert unser Körper mit einem Trick, kennst du den?

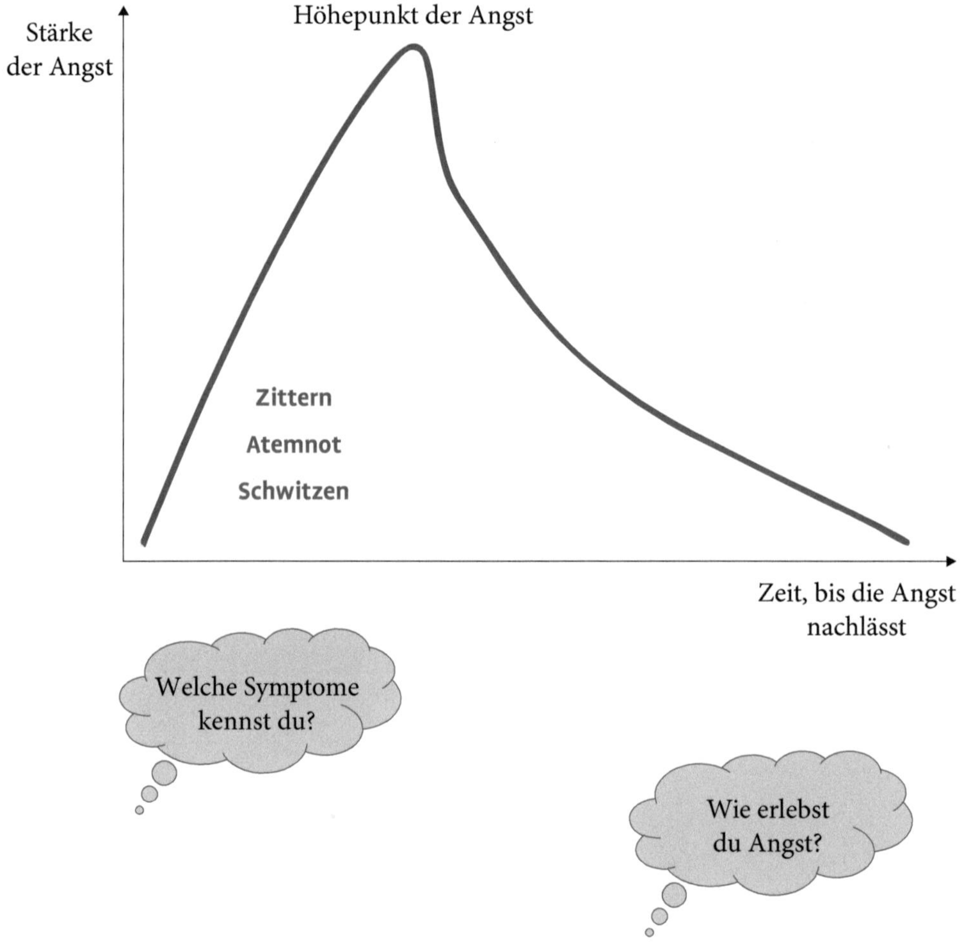

INFO 13 • K J

Vergleich Erkältung und Posttraumatische Belastungsstörung

Bei jeder Erkrankung treten verschiedene Symptome auf. Bei einer Erkältung können Halsschmerzen, eine laufende Nase oder Husten vorkommen. Bei einer Posttraumatischen Belastungsstörung können Symptome auftreten, bei denen die betroffene Person immer wieder nachts aufschreckt und die schrecklichen Ereignisse wieder wie im Film ablaufen sieht. Hast du schon mal mitbekommen, dass dein erkranktes Elternteil Ähnliches macht?

Erkältung		Posttraumatische Belastungsstörung	
Husten	laufende Nase	Angst, das Haus zu verlassen	Bilder des schrecklichen Ereignisses zu sehen
Frösteln	Halsschmerzen	immer wieder Alpträume erleben	Ständig in »Hab-Acht-Stellung« sein
Ohrenschmerzen	...	schlecht schlafen	plötzlich wütend werden
...	...	...	...

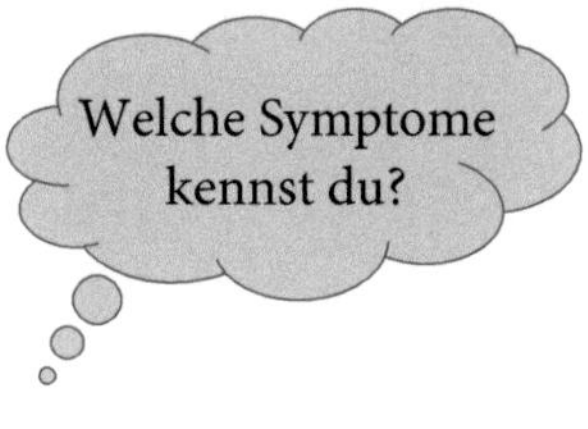

Vergleich Erkältung und demenzielle Erkrankung

Bei jeder Erkrankung treten verschiedene Symptome auf. Bei einer Erkältung können Halsschmerzen, eine laufende Nase oder Husten vorkommen. Bei einer demenziellen Erkrankung können Symptome auftreten, bei denen betroffene Personen zu Beginn ihr Kurzzeit- und später ihr Langzeitgedächtnis verlieren. Dabei vergessen sie zuerst alltägliche Dinge wie z.B., wo die Butter aufbewahrt wird, und räumen sie fälschlicherweise in den Kleiderschrank. Zunehmend verkennen sie nahestehende Personen. Hast du ein ähnliches Verhalten bei deinem erkrankten Elternteil erlebt?

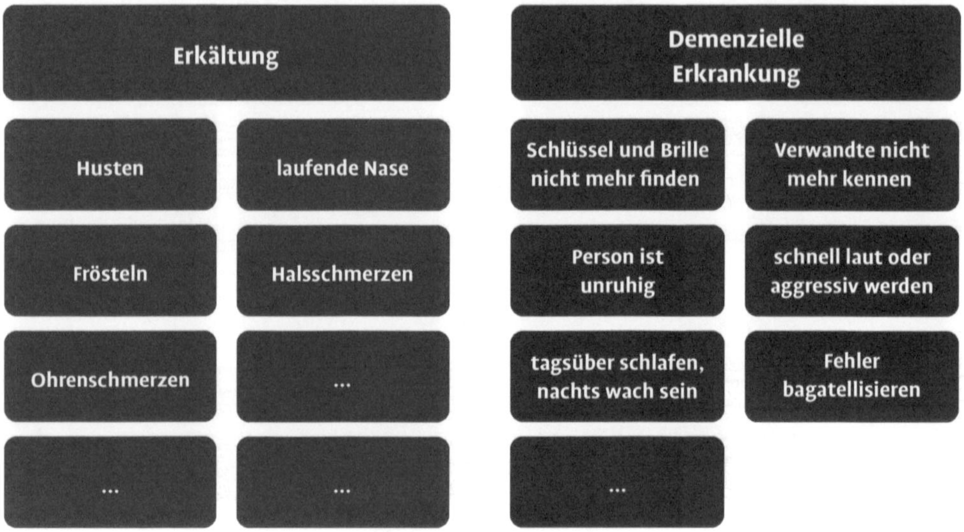

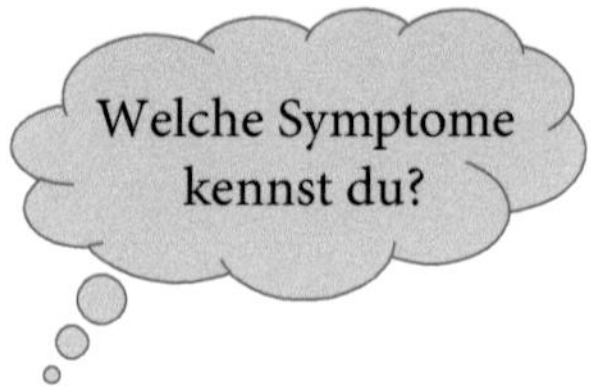

Warum erkranken wir?

Folgende Beschreibung soll uns helfen zu verstehen, warum manche Menschen erkranken.

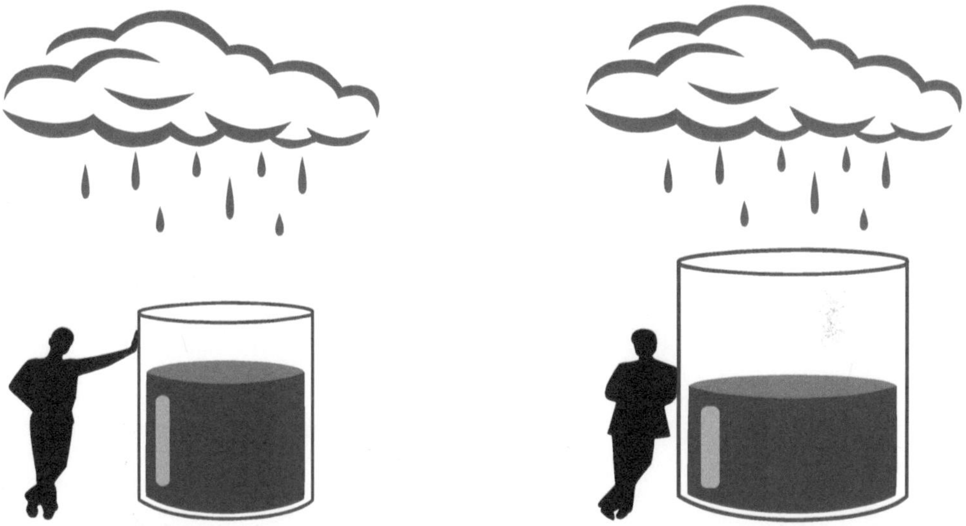

Vielleicht hast du dich schon einmal gefragt, warum Menschen krank werden.

Das *Vulnerabilitäts-Stress-Modell* (oder *Verletzlichkeits-Stress-Modell*) versucht, uns eine Antwort zu liefern, unter welchen Bedingungen wir eine Erkrankung entwickeln. Laut dem Modell gibt es zwei Faktoren, die dafür zusammenkommen müssen: Eine Person muss *anfällig* (vulnerabel / verletzlich) für eine bestimmte Krankheit sein und sie muss *zu viel Stress* ausgesetzt sein.

Du kannst dir das so vorstellen: Jeder Mensch hat einen Behälter, der Stress auffangen kann – wir werden erst dann krank, wenn unser Behälter überläuft.

Jetzt ist es so, dass jeder Mensch einen *unterschiedlich großen Behälter* hat. Das heißt: Bei dem einen läuft der Behälter bei der gleichen Menge an Stress schneller über als bei dem anderen (ihre Verletzlichkeit unterscheidet sich). Dazu kommt noch, dass auch die *Menge an Stress*, der wir ausgesetzt sind, variieren kann.

Ist eine Person somit sehr verletzlich – hat also einen kleinen Behälter –, reicht schon eine geringe Menge Stress und die Person wird krank.

Aber keine Sorge: Man kann viel tun, um ein Überlaufen zu verhindern!

Wie bleiben wir gesund?

Folgende Beschreibung soll uns helfen, gesund zu bleiben.

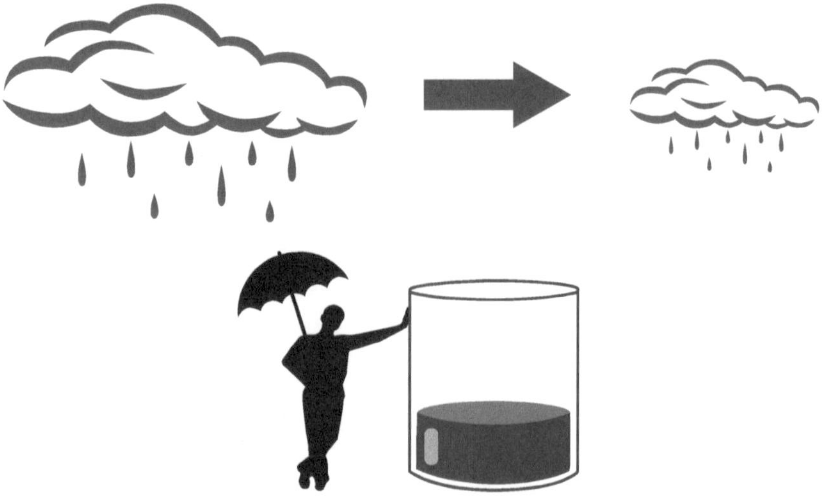

Wie das *Vulnerabilitäts-Stress-Modell* gezeigt hat, tragen Stress und die Anfälligkeit für eine Erkrankung dazu bei, dass wir krank werden.

Doch wie bleiben wir gesund?

Zwar können wir unsere Anfälligkeit zunächst nur schwer beeinflussen, denn sie kommt u.a. durch unsere Gene und unsere bisherigen Erfahrungen zustande.

Wir können aber jederzeit *lernen, besser mit Stress umzugehen.*

Mit Stress kann sehr vieles gemeint sein, z.B. belastende Lebensereignisse oder kleine alltägliche Ärgernisse, aber auch Angst vor der Zukunft oder andauernde Überforderung. Wenn du weißt, was deine persönlichen *Stressoren* sind, kannst du den richtigen Umgang mit ihnen trainieren. Die Regenwolke wird also kleiner und unser Auffangbehälter läuft nicht über – selbst wenn er gar nicht so groß ist.

So kannst du dir z.B. bei einer Überlastung Hilfe holen und lernen, dich leichter zu entspannen (denn auch dann nimmt der Stress ab), deine Prioritäten so zu setzen, damit du weniger überlastet bist, oder dich von Unwichtigem besser abzugrenzen etc.

Hier gibt es unglaublich viele Möglichkeiten – sicher fallen dir auch welche ein!

AB 1 • K J

Meine Coaching-Fragen und Wünsche

Meine Fragen sind …

Ich möchte Unterstüzung bei …

Das wünsche ich mir …

AB 2 • K J

Was verändert sich in meiner Familie?

Was hat sich für deine Mutter / deinen Vater durch die Erkrankung verändert?

Was hat sich für deine Familie durch die Erkrankung verändert?

Was hat sich für dich durch die Erkrankung deines Elternteils verändert?

Wer trägt die Verantwortung für die Erkrankung deiner Mutter / deines Vaters?

Meine Botschaft an mich:

AB 3 • K J

Was verändert sich für mich?

Wenn sich in der Familie etwas verändert, dann müssen wir genau hinschauen, um die Veränderungen zu verstehen. Dafür lohnt es sich, die betreffende Situation, deine Gefühle und Gedanken sowie das damit verbundene Verhalten genauer zu beschreiben.

Situation

Gedanken

Gefühle

Lösung

Situation

Gedanken

Gefühle

Lösung

Meine Botschaft an mich:

AB 4 • K J

Meine Aufgaben

Bitte schreibe deine Aufgaben, die du in deiner Familie übernimmst, in die vorgesehenen Bereiche. Beachte, dass auch die Aufgaben erwähnt werden, die für dich wichtig sind, dass du sie nie versäumen möchtest. Damit können auch Personen oder Dinge gemeint sein, die dir Spaß machen. Anders ausgedrückt erfüllen sie ein Bedürfnis von dir. Überlege anschließend, mit welcher Strategie du dir helfen kannst, um Unterstützung für dich zu bekommen. Wie kannst du dir Hilfe holen?

Familie

Schule

Meine Aufgaben

Freunde

Sport

Meine Botschaft an mich:

AB 5 • **K J**

Wie kann ich meiner Familie helfen?

Lass uns mal überlegen, was du konkret (und realistischerweise!) für deine Familie alles machen kannst – für die Familie allgemein, für deine erkrankte Mutter bzw. deinen erkrankten Vater oder für deine Geschwister. Gleichzeitig können wir über die Rolle deiner Verwandten (Großeltern, Onkel, Tante, Cousin, Cousine) sprechen. Bitte schreibe deine Ideen in die jeweiligen Bereiche. Abschließend notiere bitte, was du machst, wenn du Hilfe brauchst, und welche Person(en) du konkret ansprichst.

Diese Aufgaben kann ich übernehmen:

Familie	**erkrankte/r Mutter / Vater**

Meine Aufgaben in der Familie

Geschwister	**Verwandte**

Das mache ich, wenn ich Hilfe brauche:

Ich sage Bescheid: ……………………………

Ich rufe an: ……………………………

Telefonnummer: ……………………………

Wenn's schwierig wird

Manchmal geht es uns gut, manchmal gar nicht und alles ist einfach nur schwierig. Wie sind solche Zeiten zu überstehen? Lass uns gemeinsam schauen, was dir dann helfen könnte!

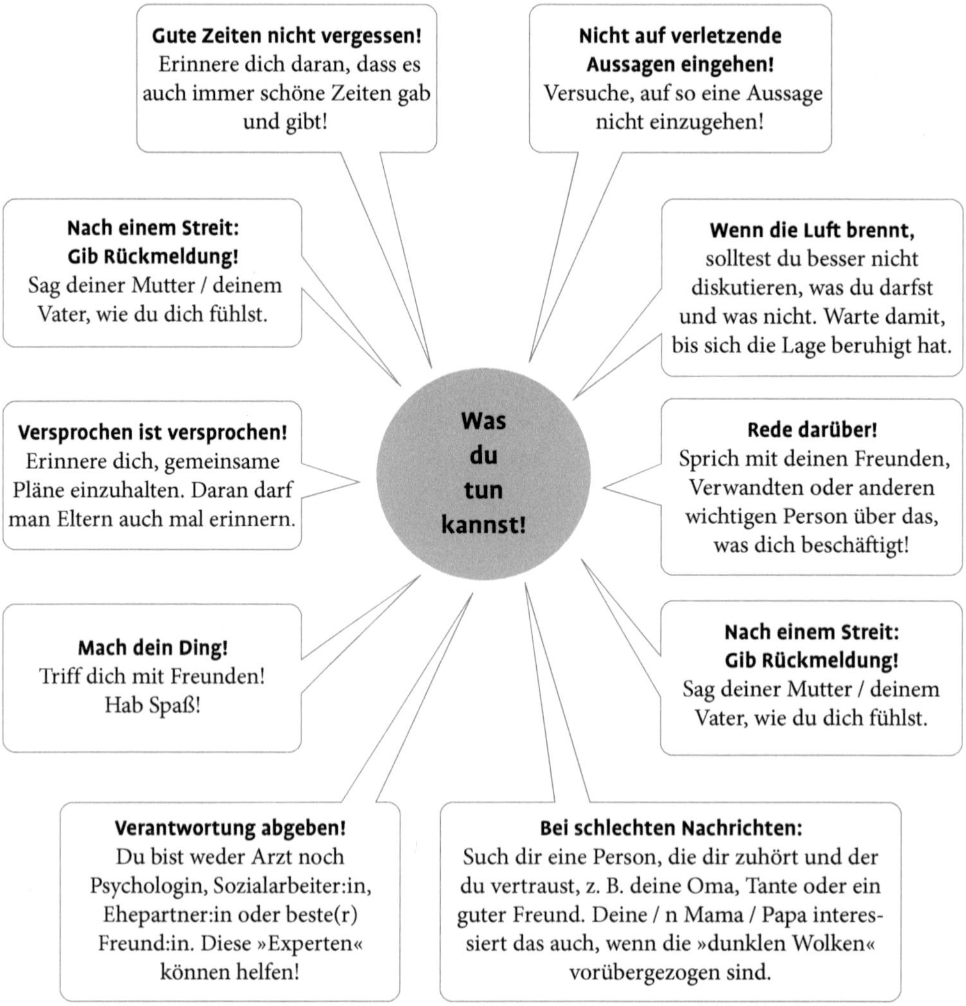

AB 6 • K J

Realitäts-Check: Jeder in unserer Familie hat Aufgaben

Alle Familienmitglieder haben Aufgaben. Wer hat in eurer Familie welche Aufgaben, wer ist für was zuständig? Bitte sortiere konkrete Aufgaben und Pflichten den jeweiligen Mitgliedern zu:

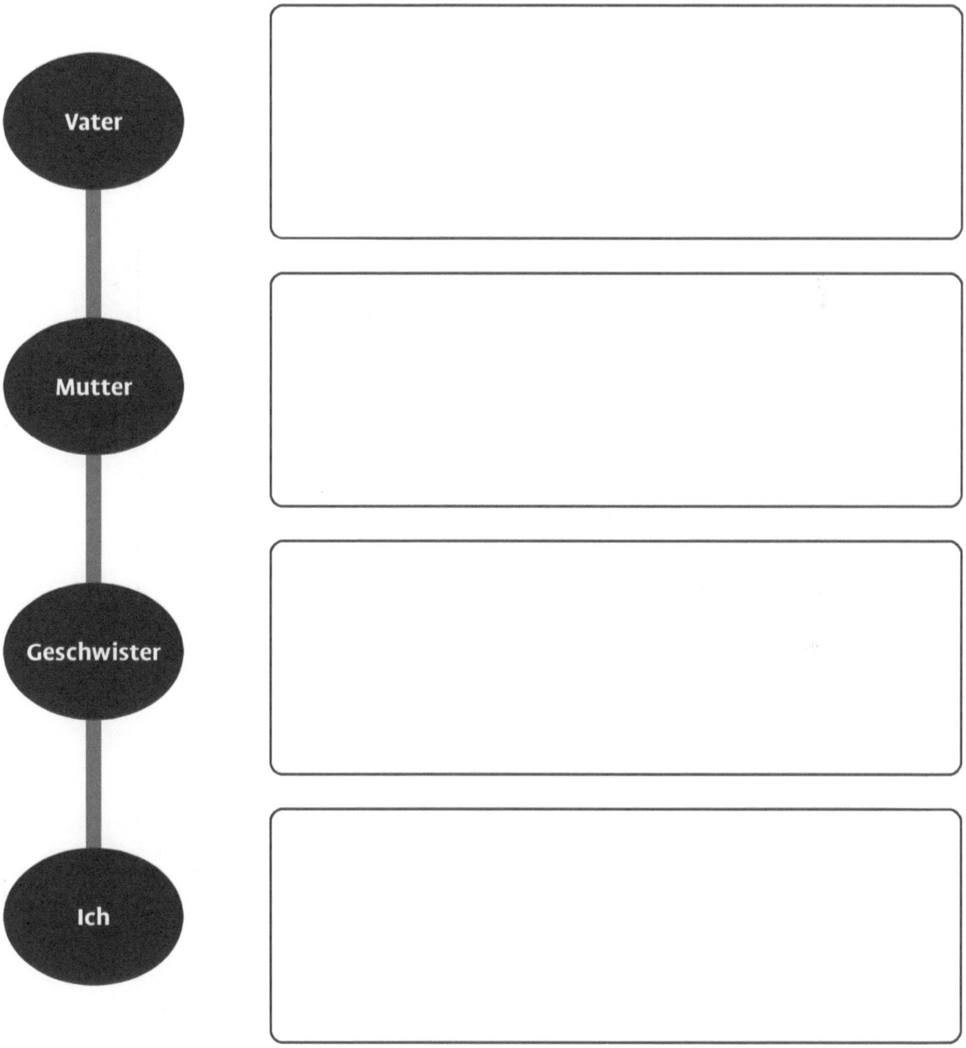

AB 7 • K J

Mein Zeitstrahl

Bitte trage alle Dinge oder Situationen oder Personen, die für dich zu dem jeweiligen Zeitpunkt wichtig waren und sind, in deinen Zeitstrahl ein! So entsteht ein Überblick über alles, was für dich bedeutsam war bzw. heute für dich wichtig ist.

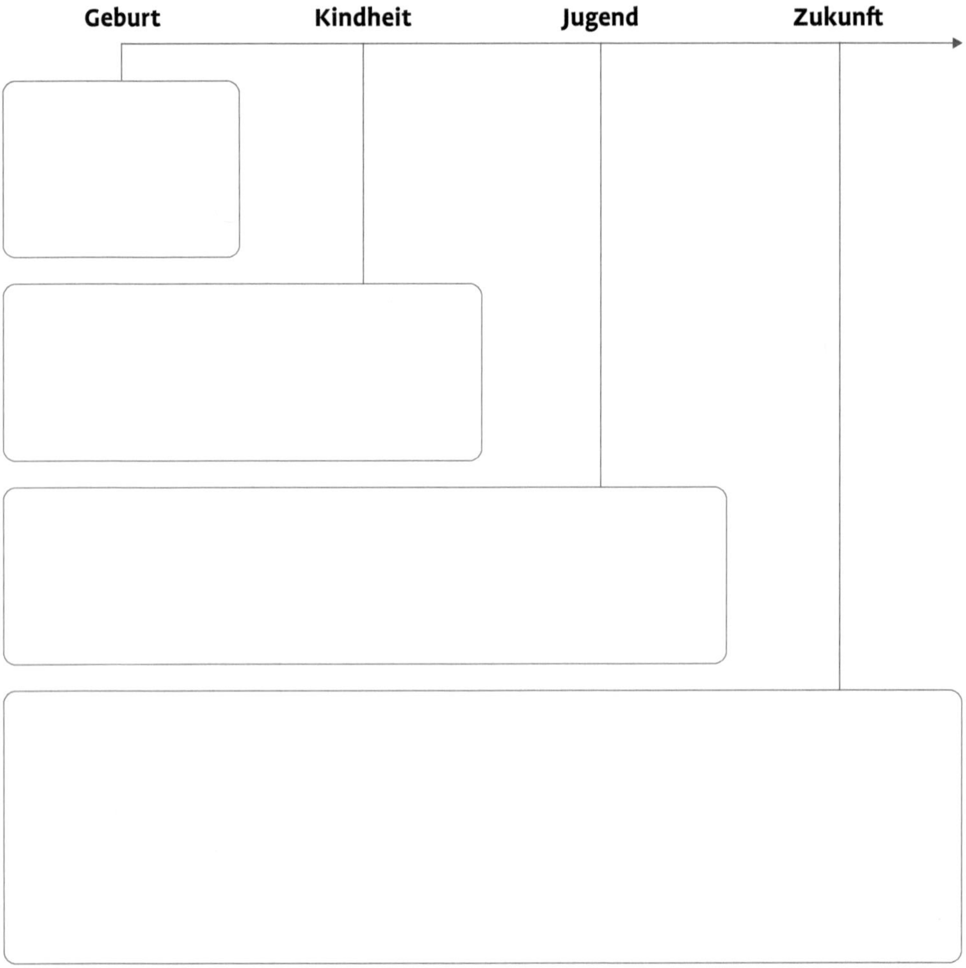

AB 8 • K J

Mein Plädoyer

Bitte schreibe ein Plädoyer für dich, in dem du notierst, was für dich wichtig ist und du in Zukunft gut im Auge behalten möchtest. Dabei dürfen deine Bedürfnisse, deine Freunde, deine Familie und alle Personen, die dir nahestehen, vorkommen. Gleichzeitig kannst du auch Dinge notieren, die für dich eine besondere Bedeutung haben.

Ich setze mich für mein Recht ein!

Meine Bedürfnisse sind!

Ich weiß, was ich machen möchte!

Mein Plädoyer

AB 9 • K J

Mein Ressourcenbaum

Der Begriff »Ressource« ist ein Sammelbegriff und meint ganz Unterschiedliches. Eine Ressource kann eine Person sein, die dir in einer Situation hilft, oder eine Aktivität, die dich aufmuntert, wenn du traurig bist, oder eine Fähigkeit, z.B. künstlerisch tätig sein, um dein Bedürfnis nach Kreativität zu versorgen. Bitte beschrifte deinen Ressourcenbaum mit den Personen, Dingen oder Aktivitäten, die du magst, die dir guttun oder dir Kraft und Hilfe geben.

Wenn ich etwas für mich machen möchte, dann hilft mir …

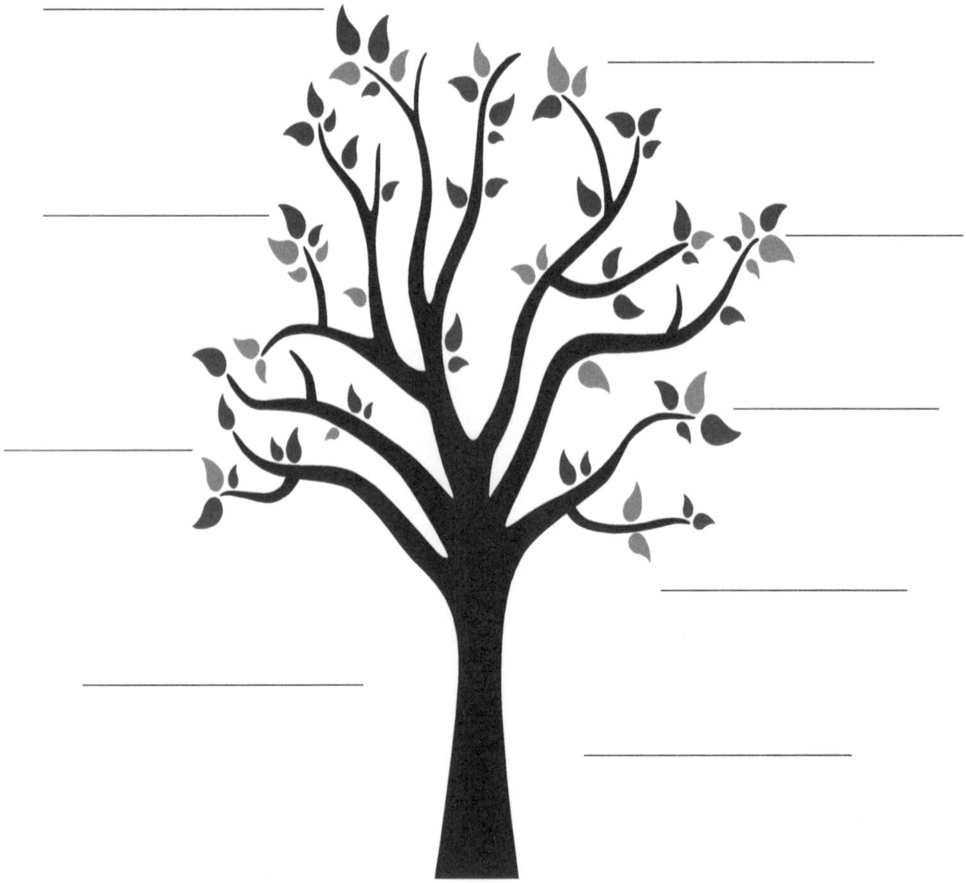

AB 10 • K J

Soziale Aktivitäten

Was möchtest du Neues in deiner Freizeit tun? Wie kannst du das schaffen? Trage unten dein Ziel ein und teile es in verschiedene Schritte auf, die dich diesem Ziel jeweils ein Stückchen näherbringen.

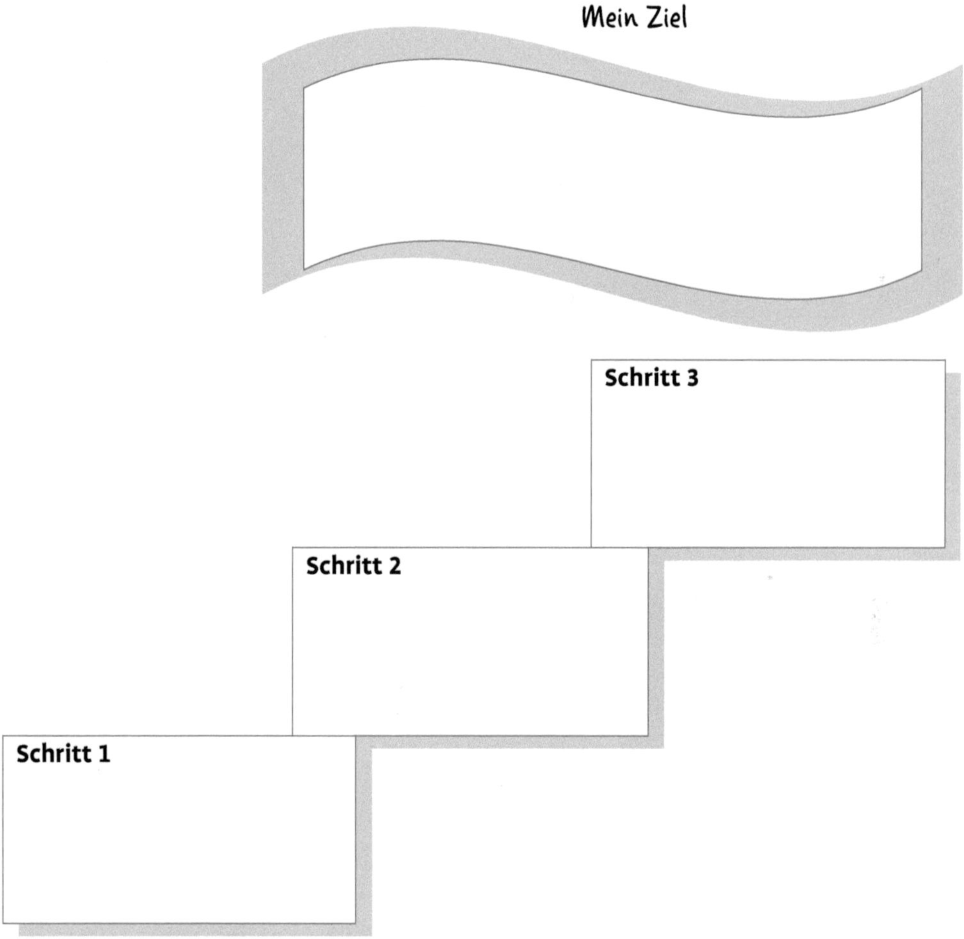

AB 11 • K J

Meine Notizen

Um alle deine Gedanken, die mit dem Coaching in Verbindung stehen, festzuhalten, kannst du dir Notizen machen.

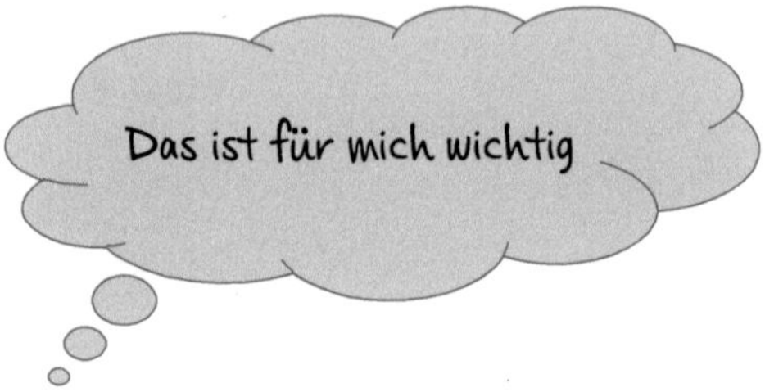

1. ....
2. ....
3. ....
4. ....
5. ....

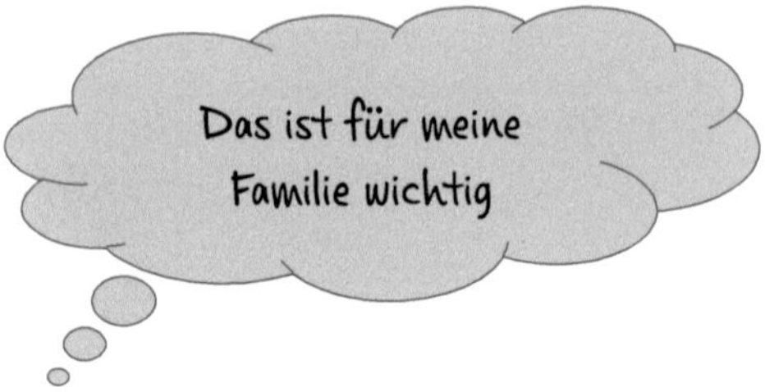

1. ....
2. ....
3. ....
4. ....
5. ....

AB 12 • K J

Mein Strategie-Plan

Erinnere dich an das, was dir hilft und was du in schwierigen Situationen brauchst. Damit du das alles im Blick behältst, kannst du es hier aufschreiben!

Mir hilft:

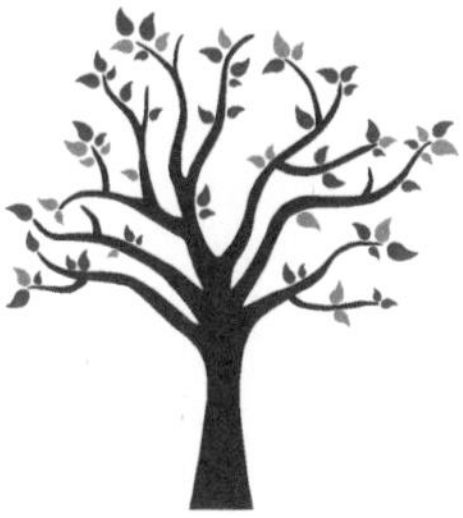

Meine Tipps, wenn's schwierig wird:

Das will ich ausprobieren:

Mein Notfallplan:

AB 13 • K J

Was hat sich in den vergangenen Wochen verändert?

Um deine Familiensitzung vorzubereiten, kannst du hier deine Ergebnisse notieren!

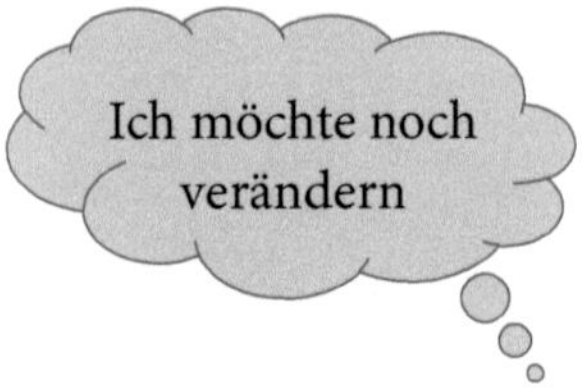

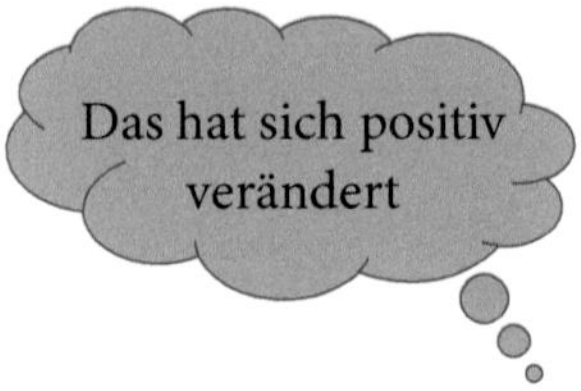

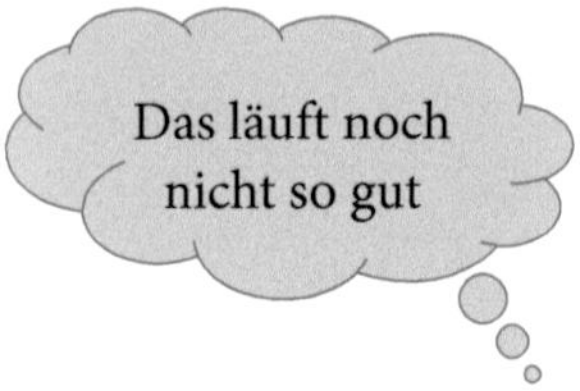

Gefühle in Worte fassen

Gefühle haben uns evolutionär gesehen geholfen zu überleben. Wenn wir im Wald einen Bären sehen, verstecken wir uns rechtzeitig, ehe er uns sieht und zerlegt. Genauer gesagt sind wir in der Lage, mithilfe von Gefühlen Situationen einzuschätzen, ob eine Gefahr besteht oder nicht. Wir erkennen Gefühle in der Art, wie sie anhand von Mimik, Gestik und Worten ausgedrückt werden. Interessanterweise reagiert auch unser Körper, z.B. mit einem erhöhten Puls. Lass uns vier Grundgefühle genauer ansehen. Welche Worte fallen dir ein, um Trauer, Wut, Angst oder Freude zu beschreiben?

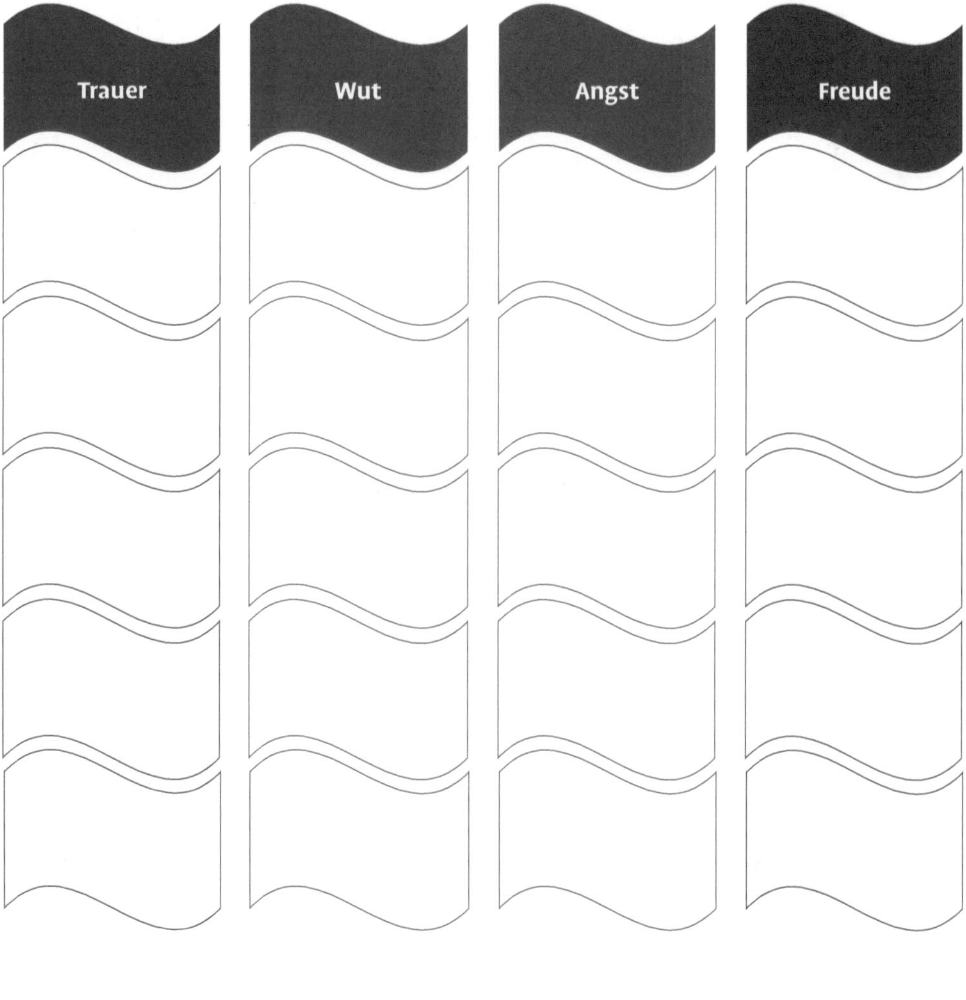

Gefühle in Worte fassen

Überlege nun, mit welchen Gedanken, mit welcher Mimik / Gestik du auf diese Gefühle reagierst. In welchen Situationen hast du diese Gefühle erlebt? Nenne Beispiele.

Trauer

Wut

Angst

Freude

AB 15 • K J

Chaos im Kopf

Du kennst bestimmt Situationen zu Hause oder in der Schule, die irritierend sind? Manchmal kann ein Streit mit Freunden oder deiner Familie schwer nachvollziehbar sein und im Kopf entsteht ein Chaos von Gedanken, Gefühlen und Verhalten. Um Klarheit zu bekommen, gibt es eine Strategie: Schaffe Ordnung. Das können wir tun, indem wir eine Situation in einzelne Bereiche gruppieren (Gedanken, Gefühle und Verhalten) und sie wieder zusammensetzen – wie bei einem Puzzle. Probier es aus!

Trage deine Gedanken, Gefühle und Verhalten in die freien Felder ein!

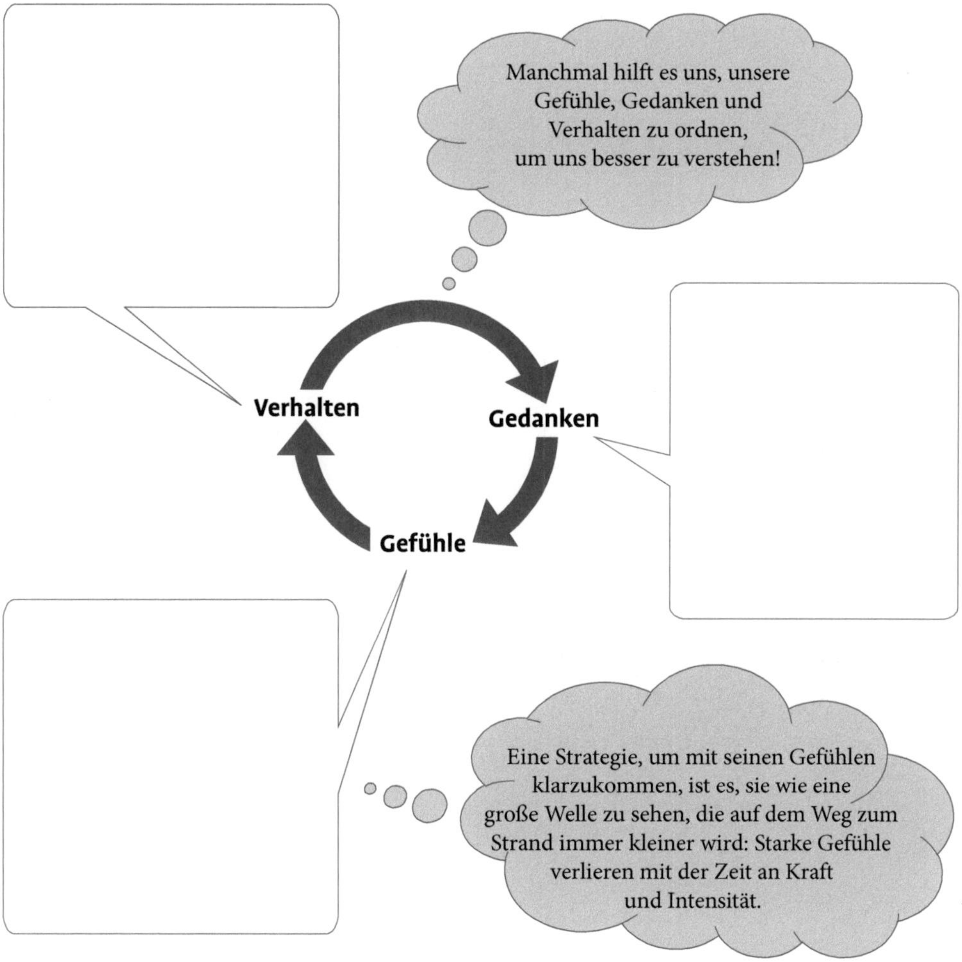

AB 16 • K J

Trainingsrunde: Gefühle und Gedanken

Um mit verschiedenen Gefühlen klarzukommen, kannst du dir jeweils eine Situation notieren, die du mit einem Gefühl, z. B. mit Angst, in Verbindung bringst. Welche Gedanken und Reaktionen fallen dir dazu ein? Ist es für dich vorstellbar, zu einer alternativen (anderen) Reaktion (Lösung) zu kommen?

Situation:

Gefühl	Gedanken	Reaktionen	Alternativen
Angst			

Situation:

Gefühl	Gedanken	Reaktionen	Alternativen
Freude			

Situation:

Gefühl	Gedanken	Reaktionen	Alternativen

AB 17 • T K J

Trauer und Verlust

Den Verlust eines wichtigen Menschen zu verarbeiten, kann sehr anstrengend und schwierig sein. Mal wird man von starken Gefühlen überwältigt (die auch noch widersprüchlich sein können), dann wieder fühlt man viel weniger, denkt mehr nach oder beschäftigt sich gar nicht damit. Wie hast du deine Trauer und Verlust bisher erlebt?

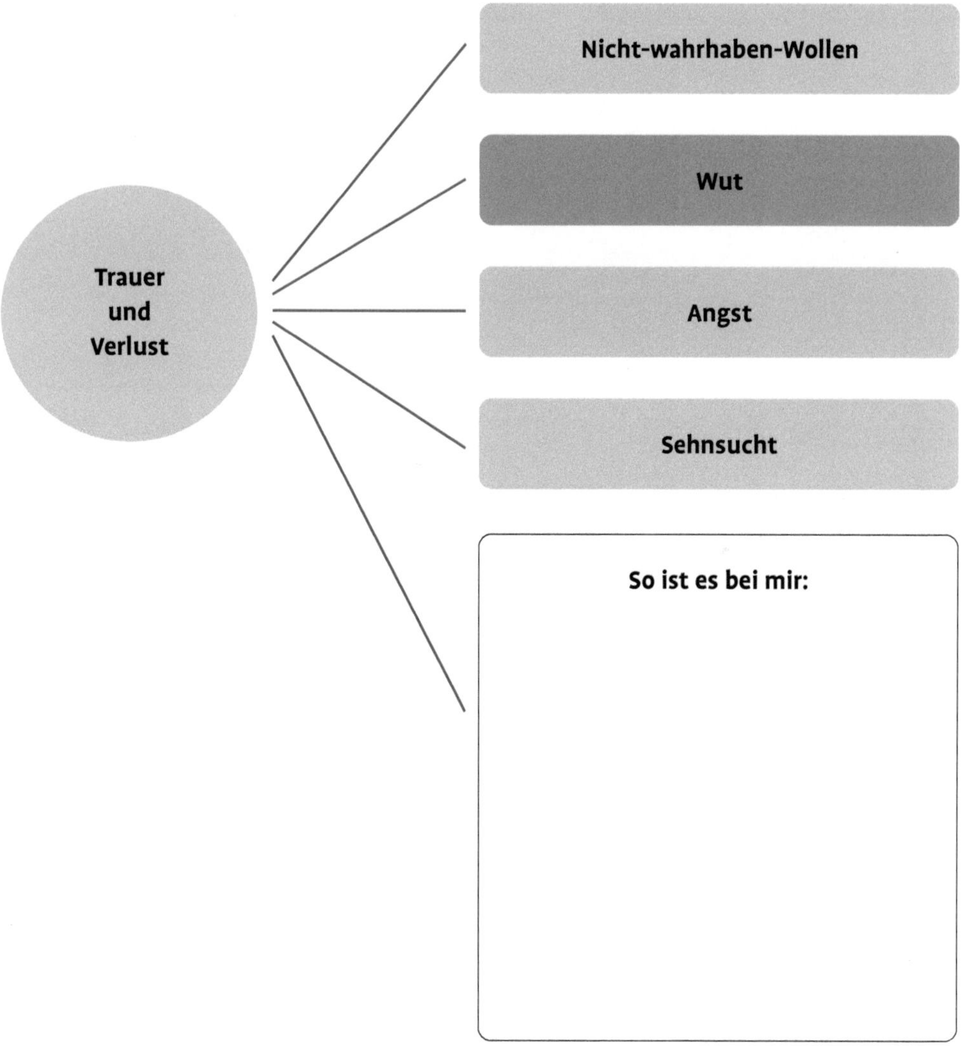

AB 18 • K J

Suizidversuch

Warum jemand nicht mehr leben will.

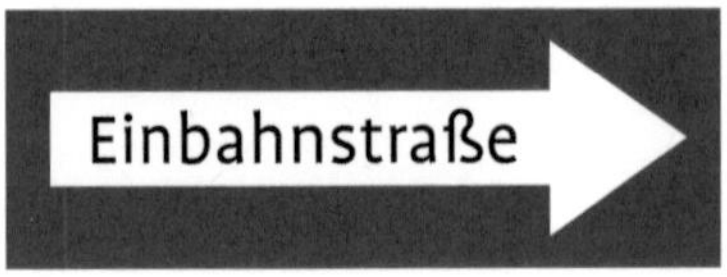

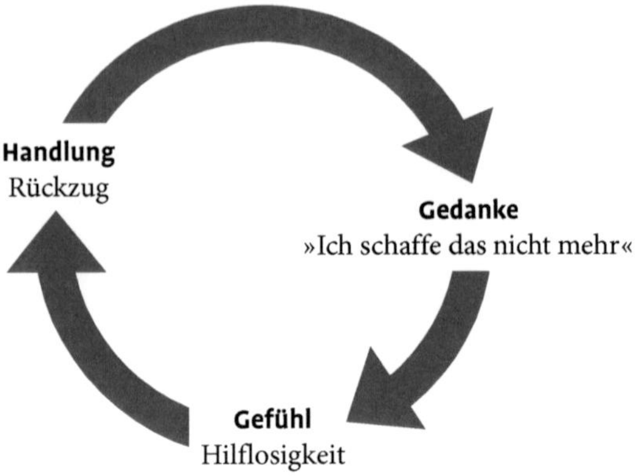

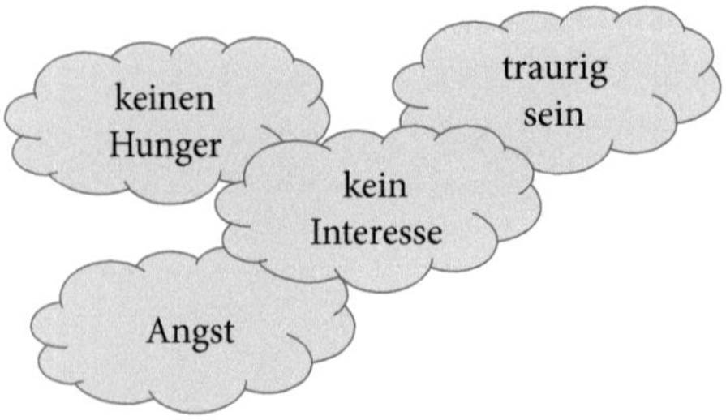

»Ich weiß nicht mehr, was ich tun soll, deswegen möchte ich nicht mehr leben«

Hilflosigkeit
großes Leid
keine Gefühle zu anderen
keine Lösung in Sicht

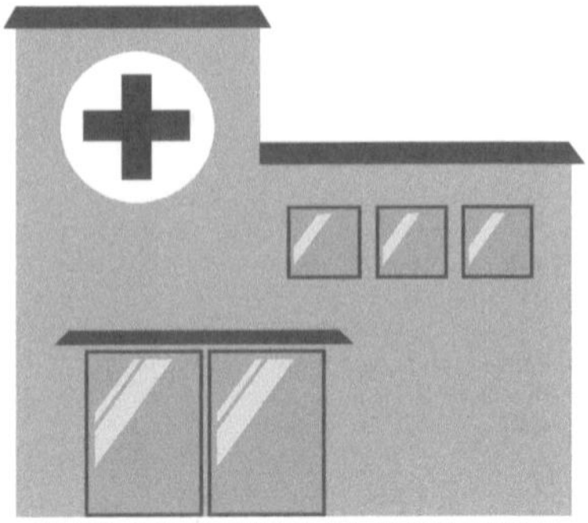

Behandlung der psychischen Erkrankung

Mein Krisenplan

Krisenplan für ....

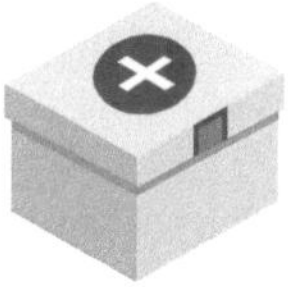

Im Falle, dass sich der Gesundheitszustand meiner Mutter / meines Vaters .... (*Name*) deutlich verändert (z.B. bei einem nicht geplanten Krankenhauswechsel), möchte ich darüber von folgender/n Person(en) informiert werden:

....

Ich möchte

☐ **telefonisch** ☐ **per SMS** ☐ **WhatsApp**

informiert werden.

Meine Telefon-Nr. ....

Im mündlichen Gespräch sollten keine Personen, die nicht zum familiären Kreis gehören, diese persönliche Nachricht »miterfahren«, es sei denn, ich wähle diese Person selbst aus.

☐ Diese Person wäre ....

Wichtig für mich ist, dass

☐ die Vertrauensperson ehrlich zu mir ist und mir immer die Wahrheit sagt.

☐ gemeinsam besprochen wird, wo und wie ich die nächsten Tage / Nächte verbringe.

☐ ich nicht allein bin.

☐ ....

Datum: ....

.... Unterschrift: Teilnehmer:in

.... Unterschrift: Vertrauensperson

AB 20 • **K** **J**

Meine Familie

Ich möchte, dass wir …

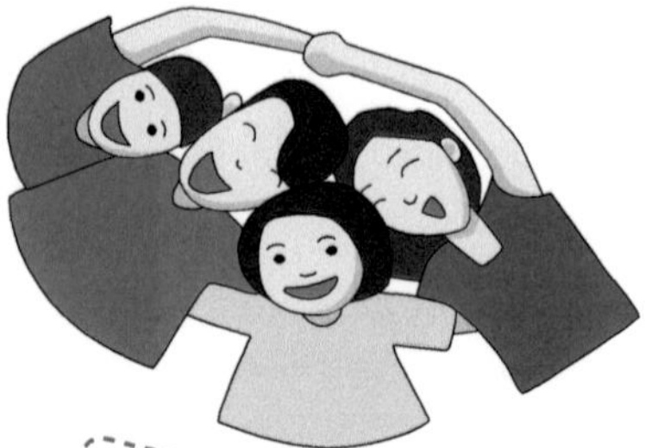

nach einem Streit uns wieder versöhnen

einander zuhören

gemeinsam was unternehmen

Was brauche ich?

»Ich möchte zum Fußball und nicht Boxen oder Selbstverteidigung lernen!«

»Ich möchte zum Tanzen gehen.«

Ich …

Unsere Familie ist ein Fußball-Team

Stell dir vor, deine Familie spielt Fußball: Ihr seid ein Team. Welche Position spielst du?

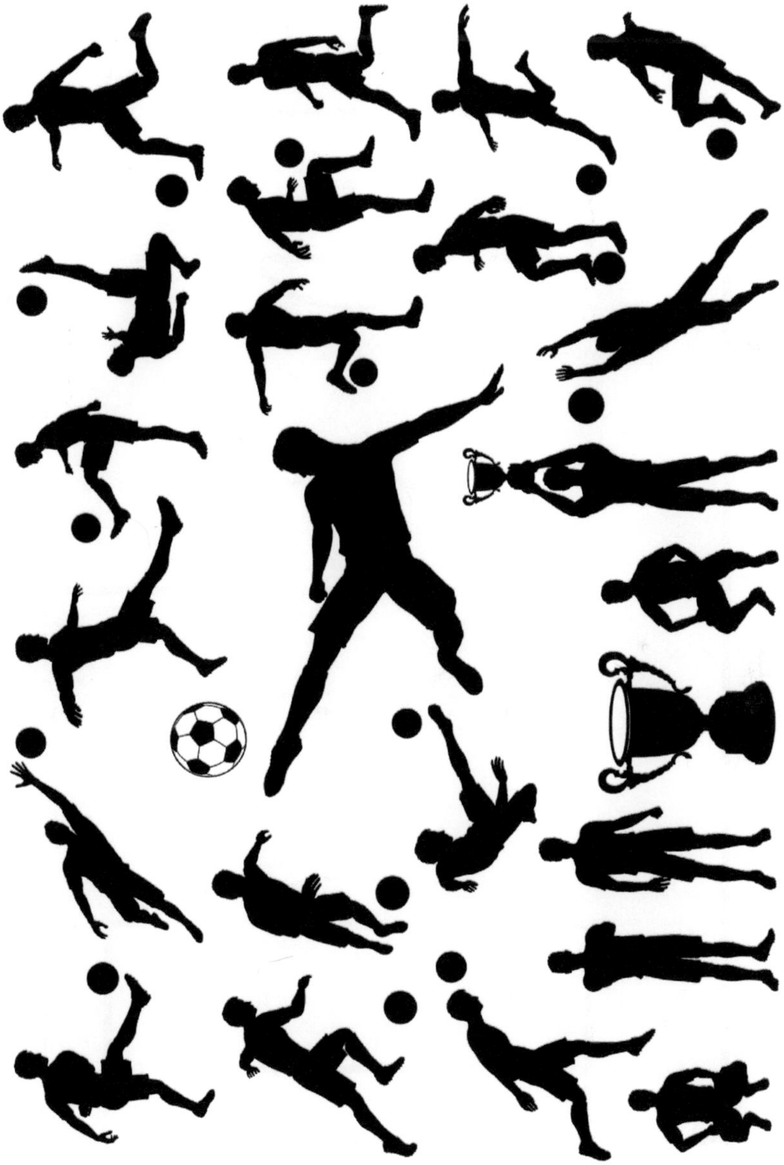

Unsere Familie ist ein Fußball-Team

Wie sieht dein Familien-Team aus? Bitte trage alle Familienmitglieder auf dem Fußballfeld ein. Sitzt eine Person in der Spielerkabine und wird medizinisch versorgt?

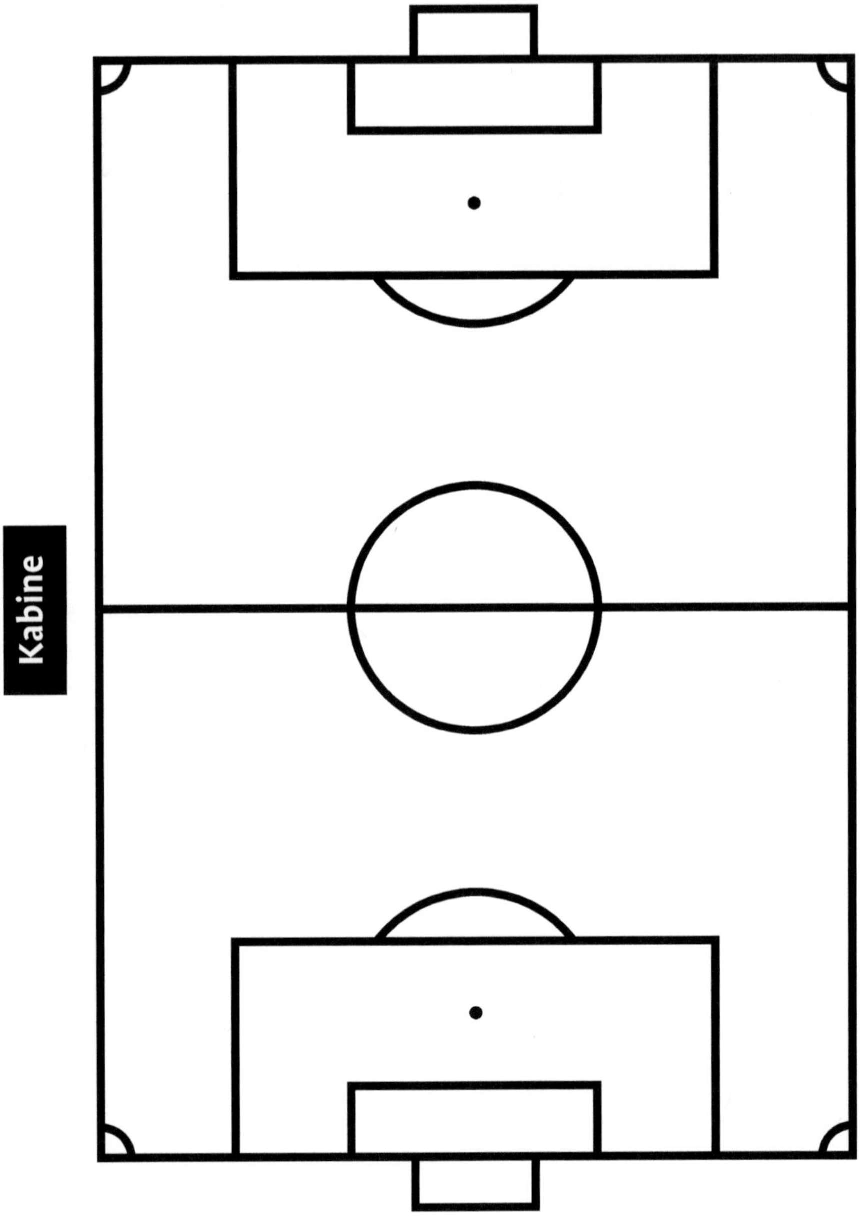

Literatur

Achenbach, T.M. (1991). Manual for the Child Behavior Checklist / 4-18 and 1991 profile. Department of Psychiatry, University of Vermont.

Antonovsky, A., Franke, A. & Schulte, N. (1997). Salutogenese: Zur Entmystifizierung der Gesundheit. In Forum für Verhaltenstherapie und psychosoziale Praxis (Vol. 36). Tübingen: dgvt-Verlag.

Arkowitz, H., Miller, W. R. & Rollnick, S. (Eds.). (2015). Motivational interviewing in the treatment of psychological problems. New York: Guilford.

Bandura, A. (1977). Self-efficacy: Toward a unifying theory of behavioral change. Psychological Review, 84(2), 191–215.

Bandura, A. (1982). Self-efficacy mechanism in human agency. American Psychologist, 37(2), 122–147.

Bandura, A. (2003). Social cognitive theory for personal and social change by enabling media. In A. Singhal, M. J. Cody, E. M. Rogers & M. Sabido (Eds.), Entertainment-Education and Social Change (pp. 97–118). Routledge.

Bassani, D. G., Padoin, C. V., Philipp, D. & Veldhuizen, S. (2009). Estimating the number of children exposed to parental psychiatric disorders through a national health survey. Child and adolescent psychiatry and mental health, 3(1), 1–7.

Biggs, A., Brough, P. & Drummond, S. (2017). Lazarus and Folkman's psychological stress and coping theory. The handbook of stress and health: A guide to research and practice, 349–364.

Bohus, M. (2019). Borderline-Störung (Vol. 14). Göttingen: Hogrefe.

Christiansen, H. (2012a). Prävalenz Kinder psychisch kranker Eltern. Bielefeld: DGPS.

Christiansen, H., Anding, J., Schrott, B. & Röhrle, B. (2015). Children of mentally ill parents – a pilot study of a group intervention program. Frontiers in psychology, 6, 1494.

Costello, D. M., Swendsen, J., Rose, J. S. & Dierker, L. C. (2008). Risk and protective factors associated with trajectories of depressed mood from adolescence to early adulthood. Journal of consulting and clinical psychology, 76(2), 173.

Dean, K., Green, M. J., Laurens, K. R., Kariuki, M., Tzoumakis, S., Sprague, T. et al. (2018). The impact of parental mental illness across the full diagnostic spectrum on externalising and internalising vulnerabilities in young offspring. Psychological medicine, 48(13), 2257–2263.

Gladstone, B.M., Boydell, K.M., Seeman, M.V. & McKeever, P.D. (2011). Children's experiences of parental mental illness: a literature review. Early Interv Psychiatry, 5(4), 271–289.

Gottesman, I. I., Laursen, T. M., Bertelsen, A. & Mortensen, P. B. (2010). Severe mental disorders in offspring with 2 psychiatrically ill parents. Archives of general psychiatry, 67(3), 252–257.

Harder, S., Davidsen, K., MacBeth, A., Lange, T., Minnis, H. et al. (2015). Wellbeing and resilience: mechanisms of transmission of health and risk in parents with complex mental health problems and their offspring—The WARM Study. BMC psychiatry, 15(1), 1–13.

Homlong, L., Rosvold, E. O., Sagatun, Å., Wentzel-Larsen, T. & Haavet, O. R. (2015). Living with mentally ill parents during adolescence: a risk factor for future welfare dependence? A longitudinal, population-based study. BMC Public Health, 15(1), 1–10.

Hosman, C. M., van Doesum, K. T. & van Santvoort, F. (2009). Prevention of emotional problems and psychiatric risks in children of parents with a mental illness in the Netherlands: I. The scientific basis to a comprehensive approach. Australian e-Journal for the Advancement of Mental health, 8(3), 250–263.

Kettemann, B., Mattejat, F., Vorwerk, J. & Franz, M. (2020). Belastung von Kindern psychisch erkrankter Eltern im Normgruppenvergleich – eine Hochrisikogruppe für selektive und indizierte Prävention? Psychiatrische Praxis, 47(08), 417–425.

Klein, M., Thomasius, R. & Moesgen, D. (2017). Kinder suchtkranker Eltern – Grundsatzpapier und Fakten zur Forschungslage. In: Die Drogenbeauftragte der Bundesregierung (Hrsg.), Kinder aus suchtbelasteten Familien (S. 4–26). Die Drogenbeauftragte der Bundesregierung: Berlin.

Kessler, R. C., McLaughlin, K. A., Green, J. G., Gruber, M. J., Sampson, N. A. et al. (2010). Childhood adversities and adult psychopathology in the WHO World Mental Health Surveys. The British journal of psychiatry, 197(5), 378–385.

Lannes, A., Bui, E., Arnaud, C., Raynaud, J.P. & Revet, A. (2021). Preventive interventions in offspring of parents with mental illness: a systematic review and meta-analysis of randomized controlled trials. Psychol Med 51(14), 2321–2336.

Lazarus, R. S. & Folkman, S. (1984). Stress, appraisal, and coping. New York: Springer publishing company.

Lauritzen, C., & Reedtz, C. (2016). Adult mental health services and the collaboration with child protection services. J Hosp Adm, 5(5), 72.

Lauritzen, C., Reedtz, C., Rognmo, K., Nilsen, M. A. & Walstad, A. (2018). Identification of and support for children of mentally ill parents: a 5 year follow-up study of adult mental health services. Frontiers in psychiatry, 9, 507.

Loechner, J., Starman, K., Galuschka, K., Tamm, J., Schulte-Körne, G. et al. (2018). Preventing depression in the offspring of parents with depression: A systematic review and meta-analysis of randomized controlled trials. Clinical psychology review, 60, 1–14.

Mattejat, F. & Remschmidt, H. (2008). The children of mentally ill parents. Deutsches Ärzteblatt International, 105(23), 413–418.

Mattejat, F., Wüthrich, C. & Remschmidt, H. (2000). Kinder psychisch kranker Eltern. Forschungsperspektiven am Beispiel von Kindern depressiver Eltern. Nervenarzt 71(3).

Maybery, D.J., Reupert, A.E., Patrick, K., Goodyear, M. & Crase, L. (2009). Prevalence of parental mental illness in Australian families. Psychiatric Bulletin 33(1), 22–26.

Miller, W. R. & Rollnick, S. (2023). Motivational interviewing: Helping people change and grow. New York: Guilford.

Mulligan, C., Furlong, M., McGarr, S., O'Connor, S. & McGilloway, S. (2021). The Family Talk program in Ireland: A qualitative analysis of the experiences of families with parental mental illness. Frontiers in Psychiatry, 12, 783189.

Rasic, D., Hajek, T., Alda, M. & Uher, R. (2014). Risk of mental illness in offspring of parents with schizophrenia, bipolar disorder, and major depressive disorder: a meta-analysis of family high-risk studies. Schizophrenia Bulletin, 40(1), 28–38.

Ravens-Sieberer, U., Wille, N., Bettge, S. & Erhart, M. (2007). Psychische Gesundheit von Kindern und Jugendlichen in Deutschland: Ergebnisse aus der BELLA-Studie im Kinder- und Jugendgesundheitssurvey (KiGGS). Bundesgesundheitsbl - Gesundheitsforsch – Gesundheitsschutz, 50, 871–878.

Reupert, A. & Maybery, D. (2016). What do we know about families where parents have a mental illness? A systematic review, Child & Youth Services 37(2), 98–111.

Reupert, A., Goodyear, M. & Maybery, D. (2012). Engaging with, and understanding children whose parents have a dual diagnosis. Child and Adolescent Mental Health, 17(3), 153–160.

Röhrle, B. & Christiansen, H. (2009). Psychische Erkrankung eines Elternteils. In A. Lohaus & H. Domsch (Hrsg.), Psychologische Förder- und Interventionsprogramme für das Kinder- und Jugendalter (S. 259–269). Heidelberg: Springer.

Rogers, C. (2000). Person-centred therapy. In R. Nelson-Jones (Ed.), Six key approaches to counselling and therapy (pp. 98–105). London: Sage.

Plass-Christl, A., Haller, A.-C., Otto, C., Barkmann, C., Wiegand-Grefe, S. et al. (2017). Parents with mental health problems and their children in a German population-based sample: Results of the BELLA study. PLoS ONE 12(7): e0180410. https://doi.org/10.1371/journal.pone.0180410.

Pihkala, H., & Johansson, E. E. (2008). Longing and fearing for dialogue with children – Depressed parents' way into Beardslee's preventive family intervention. Nordic Journal of Psychiatry, 62(5), 399–404.

Schone, R. & Wagenblass, S. (2006). Kinder psychisch kranker Eltern zwischen Jugendhilfe und Erwachsenenpsychiatrie (2. Aufl.). Weinheim: Juventa.

Shahab, M. K., de Ridder, J. A., Spinhoven, P., Penninx, B. W., Mook-Kanamori, D. O. & Elzinga, B. M. (2021). A tangled start: The link between childhood maltreatment, psychopathology, and relationships in adulthood. Child abuse & neglect, 121, 105228.

Siegentaler, E., Munder, T. & Egger, M. (2012). Effect of preventive interventions in mentally ill parents on the mental health of the offspring: systematic review and meta-analysis. Journal of the American Academy of Child and Adolescent Psychiatry, 51(1), 8–17.

Tabak, I., Zabłocka-Żytka, L., Ryan, P., Poma, S. Z., Joronen, K. et al. (2016). Needs, expectations and consequences for children growing up in a family where the parent has a mental illness. International journal of mental health nursing, 25(4), 319–329.

Thanhäuser, M., Lemmer, G., Girolamo, G. de & Christiansen, H. (2017). Do preventive interventions for children of mentally ill parents work? Results of a systematic review and meta-analysis. Current Opinion in Psychiatry, 30(4), 283–299.

Wille, N., Bettge, S., Wittchen, H. U., Ravens-Sieberer, U. & BELLA Study Group. (2008). How impaired are children and adolescents by mental health problems? Results of the BELLA study. European child & adolescent psychiatry, 17, 42–51.

Van Santvoort, F., Hosman, C. M., Janssens, J. M., Van Doesum, K. T., Reupert, A., & Van Loon, L. M. (2015). The impact of various parental mental disorders on children's diagnoses: a systematic review. Clinical child and family psychology review, 18, 281–299.

Sachwortverzeichnis

Dinge tun, die guttun

- »Liste positiver Aktivitäten« als attraktives Kartenset für Jugendliche und junge Erwachsene
- Mit Bildern zum Visualisieren der Aktivitäten
- 100 Bildkarten mit über 1000 Aktivitäten

Wenn Jugendliche an Depressionen erkranken, ist es wichtig, dass sie Dinge tun, die ihnen Freude bereiten. Mit den 100 Bildkarten mit positiven Aktivitäten können sie sich ganz einfach einen verstärkungsreicheren Alltag gestalten. Konkrete Anleitungen zur Unterstützung und Planung positiver Aktivitäten können individuell zusammengestellt werden. Die Bilder auf den Karten machen es leicht, sich die Aktivität vorzustellen – das motiviert.

Die Karten enthalten Aktivitäten aus 9 Bereichen: Sport • Kreativität • Musik • Spiele • Selfcare • Im Grünen • Zuhause • Medien • Soziales

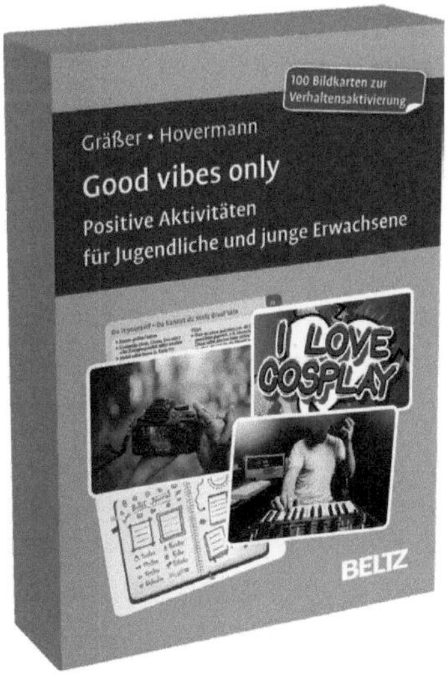

Gräßer • Hovermann
Good vibes only
Positive Aktivitäten für Jugendliche und junge Erwachsene
100 Bildkarten zur Verhaltensaktivierung in stabiler Box, Kartenformat 9,8 x 14,3 cm.
Mit 37-seitigem Booklet
2023.
GTIN 4019172101169

www.beltz.de BELTZ

Effektiv an Glaubenssätzen arbeiten

- 40 positive und 40 negative Glaubenssätze
- Grundüberzeugungen visualisieren mit grünen und roten Karten

Glaubenssätze sind Überzeugungen oder Annahmen, die Menschen über sich selbst, andere oder die Welt haben. Sie sind tief verwurzelt und beeinflussen unser Denken, Fühlen und Handeln. Glaubenssätze können positiv oder negativ sein und werden durch Erfahrungen, Erziehung oder Kultur geprägt.

»Ich bin wertvoll« statt »Ich bin nicht gut genug«
An diesen grundlegenden Kognitionen anzusetzen und negative in positive, funktionale Überzeugungen zu wandeln, ist wichtiger Teil des therapeutischen Prozesses. Die 80 Karten dieses Sets bieten durch die klare Visualisierung von positiven und negativen Grundannahmen viele praktische Möglichkeiten, um mit Klient:innen daran zu arbeiten.

- Flexibler Einsatz in Therapie, Beratung und Coaching
- Für die Arbeit mit Erwachsenen und Jugendlichen
- Mit diversen Anwendungsmöglichkeiten im Booklet

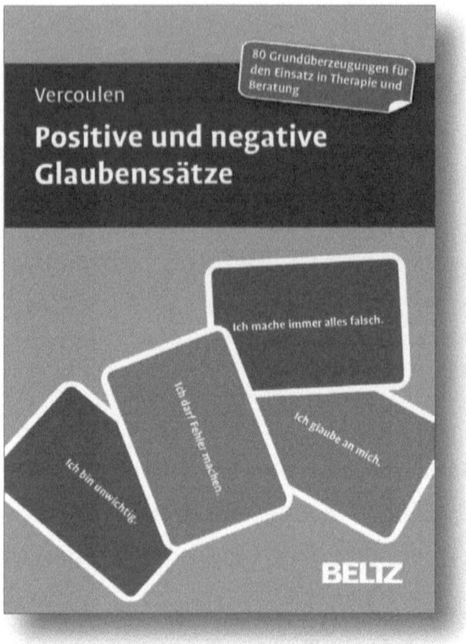

Vercoulen
Positive und negative Glaubenssätze
80 Grundüberzeugungen für den Einsatz in Therapie und Beratung
2023. Mit 16-seitigem Booklet.
80 Karten in stabiler Box.
GTIN 4019172101398

www.beltz.de BELTZ